산성수 공급 25년,
'믿고 마신 물'이 당신의 생명을 위협하고 있다!

침묵의 암살자
역삼투압
정수기

침묵의 암살자
역삼투압 정수기

1판 1쇄 : 인쇄 2015년 9월 10일
1판 1쇄 : 발행 2015년 9월 15일

지은이 : 손상대
펴낸이 : 서동영
펴낸곳 : 서영출판사

출판등록 : 2010년 11월 26일 (제25100-2010-000011호)
주소 : 서울특별시 마포구 서교동 465-4, 광림빌딩 2층 201호
전화 : 02-338-7270 팩스 : 02-338-7161
이메일 : sdy5608@hanmail.net

디자인 : 이원경

ⓒ2015손상대 seo young printed in seoul korea
ISBN 978-89-97180-51-6 03510

산성수 공급 25년,
'믿고 마신 물'이 당신의 생명을 위협하고 있다!

침묵의 암살자

역삼투압
정수기

2015 · 서영

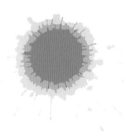

개정판을 내면서

"멈출 수가 없다!"

역삼투압 정수기의 문제점에 대하여 말하기 시작한 것이 20년이 넘었다. 1998년 〈위험한 물장난〉을 출간한지 7년, 2012년 〈역삼투압 정수기가 사람잡는다〉를 출간한 지도 벌써 3년이 되었다. 그런데도 여전히 역삼투압 정수기가 활개 치는 세상은 바뀌지 않았다. 그래서 필자는 다시 책을 낸다.

남들은 '계란으로 바위를 친다'며 무모한 짓이라고 한다. 그러나 멈출 수가 없다. 신문기자라서가 아니라 개인적으로도 용서할 수 없기 때문이다. 역삼투압 정수기가 이 땅에서 사라질 때까지 나는 멈추지 않을 것이다.

진실보다는 거짓이 앞서는 세상, 이를 이용해 부를 채우는 사람들, 이들의 잘못에 목소리를 높여보지만 귀담아 들어주지 않는 정부, 여기에 더 화가 났다.

모든 국민이 희망하는 나라는 정직하고 성실한 사람이 인간다운 삶을 영위할 수 있는 사회를 실현하는 것이라 생각한다. 때문에 필자는 이 문제를 접을 수가 없다.

계란에 바위가 묻혀 자취를 감추는 날까지 나의 진실 찾기는 계속될 것이다. 왜! 진실이 승리할 것이라는 순수한 세상을 만들고자 하는 사람들이 그래도 이 세상에 많기 때문이다.

수백 번, 아니 수천 번을 말하지만 먹는 것 가지고 장난치는 사람은(기업은) 천벌을 받아야 한다. 반드시 그날이 올 것이라 믿는다.

아무리 세상이 황금만능주의로 돌아간다 하더라도 입으로 들어가는 것만큼은 정직해야한다고 생각한다.

악덕기업과, 악덕업주가 판을 치는 세상, 모두가 눈을 뜨고 쳐다봐도 속고 또 속는 세상이다. 모르고 속으면 그나마 다행이지만 알고도 속아야 하니 이게 환장할 노릇이 아니고 뭔가.

뻔뻔해도 너무 뻔뻔하다. 역삼투압 정수기에서 나오는 '산성수'가 국민건강에 해를 끼친다는 것이 만천하에 알려졌는데도 정부와 정치권은 '나 몰라라'하고 있다. 아예 관심도 없다. 국민건강을 책임지고 있는 부처가 있음에도 모두가 모르쇠다.

미래세대의 건강이 걱정이다. 담배처럼 위해성이 당장 나타나지 않는다고 방치하는 격이다.

정수기를 관장하는 환경부나 국민건강을 책임지고 있는 보건복지부는 더 가관이다.

pH(수소이온농도)에 대한 개념조차 불분명하다. 그들의 목소리는 오히려 업계를 두둔하는 것처럼 들린다. 산성수의 위해성을 제대로 알고는 있는지 의문이다.

만약 방송(울산 mbc '미네랄의 역설'-2012년 4월27일 방송, MBN 고수의 비법 '황금알' 제121회분 '한 모금의 기적'-2014년 8월25일 방송)과 책(역삼투압 정수기가 사람 잡는다)을 봤다면 가장 먼저 광분해야할 부처가 환경부와 복지부였어야 옳다.

바보처럼 나만 걱정하는 것인가. 아니, 수많은 의사, 과학자, 식품학자들도 역삼투압 정수기의 산성수를 마시면 성장기 어린이들에 치명적이란 경고를 하고 있다. 단순한 주장이 아니라 과학적인 실험을 통한 결과다.

그런데 현실은 반대로 가고 있다. 역삼투압 정수기 회사들은 "아이들에게 깨끗한 물을 마시게 하자"며 '산성수'라는 사실을 쏙 빼고 학생들을 장사 속으로 끌어 들었다. '깨끗한 물'이라는 카피에 또 다시 학교가 속았고, 학생들이 속고, 학부모가 속았다.

아무도 그 물이 산성수인지 몰랐다. 산성인 음료수를 대신해 마시게 한 그 물이 산성수라는 것을 알았다면 과연 학교가, 학생이, 학부모가 동의했을까.

국민의 건강이야 망가지거나 말거나 돈만 벌면 된나는 악덕기업과 악덕 기업주가 이 땅에서 사라지지 않고서는, 국민의 건강은 담보할 수 없다.

"제발 이러지 말라"고 목이 터져라 부르짖었지만 허사였다. 기업은 물론이고 정치와 정부, 언론과 시민단체들까지 그들의 자본에 재갈을 물고 말았다. 모두가 마비됐다. 마치 석상처럼 굳어져 있다. 죄 없는 국민들만 죽을 맛이다.

양심 있는 정부라면, 또 국민을 사랑하는 정치인들이라면 적어도 실태조사는 아니더라도 전문가 토론쯤은 벌였어야 했다. 그리고 산성수를 국민들이 먹어도 되는 것인지, 안 되는 것인지 유권

해석을 내려주었어야 했다.

다행히 양심 있는 일부 과학자, 의사, 법조인, 언론인들이 그들의 잘못을 꼬집기 시작했다. 방송도 관심을 보이고 있다. 작은 물꼬가 터지기 시작했다. 서로서로 손을 잡고 이 문제 해결을 위해 힘을 모은다고 한다. 모두가 아이들의 미래를 걱정하는 사람들이다.

시민단체도 결성되었고, 다양한 포럼과 세미나도 열릴 모양이다. 오랜만에 기분 좋은 소식들이 들려온다.

이제 다시 한 번 국민들께 큰 소리로 호소하고자 한다.

"아무도 자신의 건강을 책임져주지 않습니다."

스스로 찾지 않으면 조금씩 조금씩 망가진 건강을 어디에서도 보답 받을 길이 없음을 이번만이라도 꼭 알아주었으면 한다.

지금부터라도 내가 사용하고 있는 정수기가 어떤 방식인지, 또 매일같이 음용하고 있는 물이 어떤 물인지 알려고 노력해야한다. 그것만이 정부와 정치권이 방치하고 있는 스스로의 건강권을 찾을 수 있는 유일한 길이다.

또 다시 말하지만 멀쩡한 수돗물을 정수한답시고 산성수를 만들어 국민에게 마시게 하는 행위, 더 이상 용서해서는 안 된다. 이는 자신의 건강도 망치지만 멀쩡한 수돗물까지 고사시키는 나쁜 짓이다.

'깨끗한 물', '깐깐한 물'이 뭔가? 산성수를 숨기기 위해 내세운 광고문구일 뿐이다. 이 때문에 수돗물이 국민들에게 천대를 받고 있다. 일부 전문가들은 역삼투압 정수기의 산성수를 마시느니 차라리 수돗물을 마시는 것이 훨씬 좋다고 강조한다.

세월이 많이 지났다. 그래도 양심은 있는지 일부 정수기 물의

pH가 올라가고 있다. 미네랄이 들어갔다는 증거다. 순수한 증류수가 나오는 역삼투압 방식에서는 나올 수 없는 수치가 몇 년째 곳곳에서 발견되고 있다.

"물에는 미네랄이 필요 없다"던 업체가 갑자기 다른 방식(중공사막 방식)의 정수기를 내 놓으면서 소비자를 우롱하고 있다.

왜 이런 정수기를 내놓는지 이 역시 이해가 되지 않는다. 그동안 미네랄 없는 증류수이자 산성수를 최고의 물인 양 마셔온 국민들을 한순간에 바보로 만들고 말았다. 제발 아니기를 바란다. 그래야만 관련 업체들이 지난 20여 년간 자랑해 온 최고의 물이 역삼투압 정수기의 산성수가 되는 것이다.

'진실은 바른 길로 간다'고 했다. 미래세대의 건강권 확립에 쏟아부으려고 노력하는 이 작은 힘이나마 국민이 알아주리라 믿는다.

우리는 언제까지 자라나는 어린아이들에게 질병을 안겨 줄 위험을 안고 있는 '산성수'를 마시게 할 것인지, 이제 그 종지부를 찍어야 한다.

그린 뜻에서 필자는 '위험한 물장난', '역삼투압 정수기가 사람 잡는다'에 이어 세 번째 발간되는 이 책 '침묵의 암살자, 역삼투압 정수기'에서는 문제가 있는 정수기 회사들의 실명을 밝혀 국민의 궁금증과 알권리를 찾아주려 한다. 그래서 더 이상 속아서 역삼투압 정수기를 사는 일이 없도록 할 생각이다.

또한 이 책의 내용 중 상당부분은 전작인 '역삼투압 정수기가 사람 잡는다'와 중복이 된다. 그 책에서 필자가 제기한 문제점은 지금도 개선되지 않았기 때문이다. 독자 여러분의 이해를 바란다.

그동안 온갖 어려움 속에서도 한결같은 관심을 보여주신 이재만 변호사님, 황종국 변호사님, 부산대병원 통합의학센터장인 박규현 교수님, 카이스트 미래전략대학원의 이상지 연구교수님께 깊은 감사를 드린다.

또 이 책을 내기까지 흔들리지 않고 끝까지 용기를 주신 서영출판사 대표 및 편집자들께도 감사의 인사를 드린다.

무엇보다, 지난 20여 년간 미친 사람처럼 이 문제에 매달려 집안일을 소홀히 해도 짜증내지 않고 기도해준 아내와 아이들에게도 고마움을 표한다.

"제발 국민들에게 산성수를 마시게 내버려 두지 마세요. 국민은 바보가 아니잖아요."

2015년 7월 손상대

필자의 초청 강의 모습

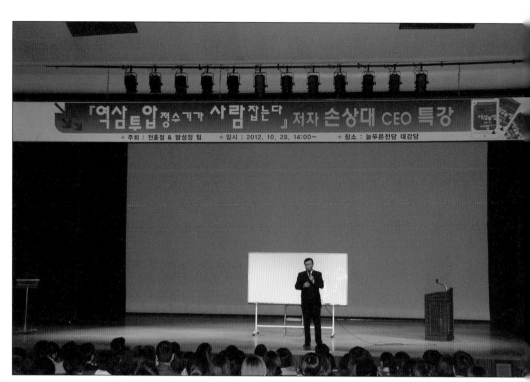

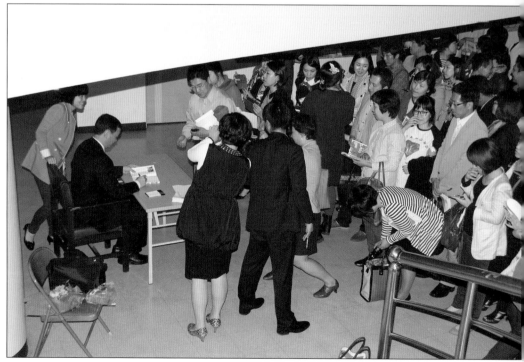

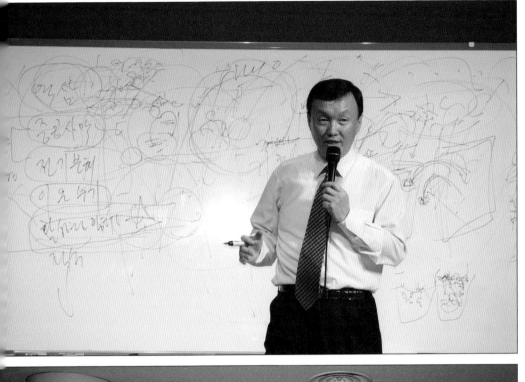

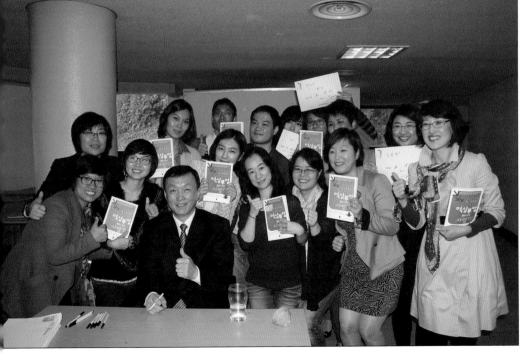

차례

제3장 · 국민을 속이는 마케팅

제4장 · 정수기업체들의 추악한 싸움

우리는 언제까지 산성수를 먹어야 하나?

제1장

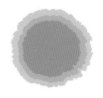

물과 인간

"물이 뭐냐"고 물으면 정답을 말해주기 전에 "물이 없으면 어떻게 되는가."를 되물으면 해답이 나온다.

일단 물이 없으면 지구의 모든 생명체는 종말을 고한다. 물을 필요로 했던 식물이 말라죽고 날짐승 들짐승이 죽기 시작하고 급기야는 인간도 죽어간다. 모든 생물체의 순환이 멈춰 버린다. 지구는 끝내 생명체가 존재하지 않는 '죽음의 별'이 되어 버린다.

지구에서 가장 흔한 것처럼 보이는 물은 모든 생명체의 시작이자 모든 것이다.

이러한 물은 녹는점과, 끓는점을 가지고 있어 물, 얼음, 수증기로 다채로운 변화를 거듭한다. 특히 물에는 어떤 것도 녹지 않는 것이 없을 정도로 용해도가 뛰어나다. 다만 물질에 따라 잘 녹는 것과 잘 녹지 않는 것만 있을 뿐이다. 따라서 물은 지구의 오염도를 그대로 보여주는 바로미터라 할 수 있다.

물은 산소와 수소의 화합물로 상온에서도 무색, 무취, 무미의 액체로 존재한다. 우리가 물을 구분하는 기준은 보통 건수와 지하수다. 건수는 우리가 일상생활에서 흔히 볼 수 있는 물을 말하며, 지하수는 지하에 존재하는 모든 물을 말한다.

이중 인간의 음용수로 사용되는 물이 지하수다. 지하수는 생활용수, 공업용수, 음료수, 식수, 건강용수 등 사용 용도에 따라 이름을 다르게 부르고 있다.

물은 지구 표면적의 70%를 차지하고 있으며, 인간의 육체 역시 70%가 물로 구성돼 있다. 때문에 지구나 인간은 물 없이는 단 하루도 숨을 쉴 수 없다.

인간은 피는 90%, 근육은 75%, 뼈는 20%, 피부는 70%의 물로 구성돼 있다. 물을 마시면 1분이면 혈액에 도착하고 30분이면 두뇌를 포함해 인체의 모든 곳에 도달한다. 때문에 물로 인해 질병이 발생하기도 하며, 물 때문에 질병이 나을 수도 있다. 이렇게 인간과는 친밀한 관계를 유지하고 있는 물을 무시하고 건강하게 살기를 원하는 것은 너무도 어리석은 생각이다.

사람뿐만 아니다. 우리가 거의 매일 섭취하는 식품 중 배추는 96%, 무 95%, 오이 97%, 당근 88%, 양파 93%, 감자 80%, 가지 94%, 사과 88%, 토마토 94%, 감 85%, 포도 82% 등 많은 식품들이 80% 이상의 물로 구성돼 있다. 결국 70%의 물로 구성된 사람이 80%이상의 물로 구성된 자연의 식품을 먹고 살아가고 있는 것이다.

과학자들은 생체의 모든 반응은 물속에서 일어난다고 말하고 있다. 즉 물이 없으면 인체의 구조와 기능을 담당하는 단백질이 제대로 형성되지 않을 뿐 아니라 제 기능을 하기에도 큰 문제가 생긴다고 말한다.

태초에는 이 지구상에 있는 대부분의 물을 그냥 마셔도 아무런 문제가 되지 않았다. 그러나 경제의 발달과 함께 오염물질이 넘쳐나 지금은 옛날처럼 자연수를 그대로 마실 수 있는 곳은 별로 없다. 하지만 어떤 이유가 됐건 인간은 좋은 물을 마셔야 한다. 인체의 70% 이상이 물이며, 세포의 약 90%가 물 없이는 제 기능을 하지 못한다고 볼 때 인간이 좋은 물을 찾는 것은 당연한 것이다.

"좋은 물만 매일 마셔도 건강해진다"는 모 업체의 카피가 말해주듯 물은 단순히 몸에 좋은 물이 있는가 하면 현대 의학이 풀지 못하는 질병을 치료하는 물들도 있다. 때문에 많은 사람들이 좋은 물을 찾아 전국의 산천을 헤매고 있으며, 과학자들 또한 가장 몸에 좋은 물을 생산해내는 기계 개발에 전력을 쏟고 있다.

가만히 살펴보면 전 세계 온천수와 유명 약수는 대부분 질병치유의 전설을 담고 있다. 짐승이 다쳤는데 그 물로 치료를 했다거나 고질병에 걸린 사람이 그물을 마시거나 씻는 것만으로 깨끗이 치유됐다는 등의 전설 말이다.

실제 외국의 경우 프랑스의 '루르드 샘물'과 독일 노르데나우 지방의 물이 질병을 치유하는 신비의 물로 알려져 있다.

연간 600만 명이 찾아오는 프랑스 남서부 루르드 마을의 물은 병과 상처가 낫는 기적이 일어나 1862년 정식으로 공인됐고 150여 년이 지난 지금도 루르드는 가톨릭 최대의 성지가 돼 있다.

국내도 오색 달기약수, 오전약수, 두내약수, 다덕약수, 냉천약수, 대정약수 등 유명 약수터가 각 마을마다 몇 곳은 있을 정도며, 수많은 사람들이 이런 곳을 찾고 있다.

단순히 물이 좋아 찾는 사람도 있지만, 상당수의 사람은 질병을 치유할 목적으로 이런 물들을 음용하고 있다.

특히 이런 사람들 중에는 현대의학으로부터 치료불가를 판정받고 산속으로 들어가 지푸라기라도 잡는 심정으로 요양을 하고 있는 사람들도 상당수 있다. 실제 이런 물로 고질병을 치료한 사례 또한 약수터 주변에서 많이 접할 수 있다. 그러나 이런 약수터조차도 환경오염 등으로 직접 음용하기에는 부적합한 곳이 매년 늘어나고 있다.

관련 지자체들이 수시로 이런 약수터 등에 대해 수질검사를 실시해 음용여부를 고지하고 있지만 많은 사람들은 이런 결과도 개의치 않는 듯 아무렇지도 않게 음용하고 있는 것도 사실이다.

몸에 좋은 물은 살아 움직인다는 주장도 있다. 지난 1990년대 육각수 열풍을 일으켰던 고 전무식 교수는 육각형 고리 구조를 이루는 물을 즐겨 마시면 인체의 치유력이 높아진다고 주장했다.

당시에는 찬반양론이 팽팽했지만 2004년 전 교수의 타계로 이 문제는 소강상태로 접어들었다가 20여년이 지난 지금 베스트셀러 '물은 알고 있다'의 저자 에모토 마사루 박사가 "물은 어떤 단어를 보고 듣느냐에 따라 물의 결정 모양이 바뀐다"는 주장을 내놓아 또 다시 주목을 받고 있다. 그는 14년간 다양한 물의 결정을 증명하기 위해 이를 사진에 담았다면서 물에 '바보'라는 글자를 보여줬을 때 결정을 이루지 못했으나 '고마워'라는 글자를 보여주자 결정이 나타났다고 주장했다.

이와 비슷한 주장도 있다. 국내 최초 여성 웃음치료사인 한국웃음개발원 손순녀 원장은 우리 인체가 70% 이상 물로 구성된 만큼 아픈 부위를 사랑으로 어루만지고 고마움을 표현하면 치유가 빨라진다는 사실을 실제 환자치료에서 체험하고 있다고 말한다.

손 원장은 암환자나 불치병에 시달리는 사람들을 대상으로 웃음치료를 계속하다보면 이런 기적 같은 현상을 수시로 볼 수 있다고 설명했다. 그는 최근 들어 많은 병원들이 앞 다퉈 환자치료에 웃음치료를 접목하는 것도 이런 이유가 있기 때문이 아닌가 생각한다고 했다.

이들 두 사람의 주장을 유추해볼 때 좋은 물을 마시고 좋은 기분으로 생활한다면 질병예방은 물론 치료도 가능하다는 결론에 이른다. 그러나 이런 물을 찾기란 쉽지 않다. 많은 업체들이 지하 암반수, 해양심층수, 게르마늄수 등을 앞세워 국민 속을 파고들고 있지만 이 역시 환경오염의 범주에서 벗어나지 못했다며 고개를 돌리고 있다.

바로 그런 대안에서 나타난 것이 정수기다. 믿지 못하는 수돗물을 또 한 번의 정수를 통해 깨끗한 물로 공급한다는 논리를 담은 기계가 정수기다.

과연 그럴까. 안타깝게도 정수기에서 흘러나오는 물도 천차만별이다. 각 업체들이 주장하고 있는 차별화와 장점의 이면에는 많은 문제들이 있는 것도 부인할 수 없다. 이런 물이 조금만 잘못하면 순식간에 해악을 끼치는 위험한 물로 돌변한다.

어떤 물이 좋은 물이며 어떤 정수기가 좋은 정수기인지, 어느 정수기가 문제이며 생수는 얼마나 믿을 수 있는지, 또는 정부가 보증하는 서울시의 수돗물 '아리수'는 어떤 물인지 살펴보자.

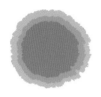

오염된 물의 공포

1950년대 말 일본의 광산촌 주변 주민들이 허리의 심한 통증을 호소하는 일이 벌어졌다. 이들은 등줄기와 사지 근육통, 관절통, 골연화증, 골다공증, 다발성 척추 골절 등으로 고생하다 병이 더 악화돼 걸어 다니기 조차 힘들어 지기 시작했다.

작은 풍격에도 뼈가 부러지더니 결국에는 사람들이 '이타이 이 타이' (우리말로는 아파요! 아파요!)하고 신음하다 사망에 이르렀다.

1953년 일본 구마모토현 미나마타시에서 미나마타만 연안의 어패류를 먹은 사람들이 갑자기 이상증세에 시달리기 시작했다.

많은 사람들이 시야협착, 난청, 언어 장애, 지각장애로 고통을 호소했으며, 일부에서는 정신 착란, 경련 등이 일어나 마침내 개 처럼 짖으면서 발광하다가 비참하게 죽어가는 사람들까지 나타 났다.

고통을 견디지 못한 상당수의 사람들은 결국 목숨을 잃었다.

이 두 가지 재앙은 '이타이이타이병'과 '미나마타병'이라는 이름을 남기고 인간들의 기억 속에 환경재앙의 무서움을 그대로 각인시켰다.

'이타이이타이병'은 마을을 타고 흐르는 강 상류 쪽에 위치한 금속광업소가 납과 아연을 제련하는 과정에서 카드뮴 등의 중금속이 포함된 폐수가 강을 타고 흘러들어가 물고기와 농작물을 오염시켰고 이를 먹은 주민들의 몸속에 서서히 중금속이 쌓이면서 발생한 병이다. 또 '미나마타병'은 공장의 폐수 중에 들어 있던 메틸수은이 어패류 내에 들어가서, 그것을 많이 먹은 사람에게서 발생한 병이다.

2011년 3월 11일 일본 북부 이와테현 미야코는 순식간에 '쓰나미'로 초토화가 됐다. 뒤이어 터진 원전폭발사고는 일본은 물론 전 세계를 공포의 도가니로 몰아넣었다. 방사능 피폭이 얼마나 무서운지 알고 있기 때문이다.

우리에게도 뼈아픈 상처가 있다. 앞서 얘기한 페놀 사건이다.

1991년 3월 경북 구미시 소재 두산전자에서 방류한 폐수에 들어 있는 페놀덩어리가 낙동강으로 흘러들어갔다.

낙동강 하류까지 오염시킨 페놀은 정수장으로 흘러들어가 정수장 소독약인 염산과 섞이면서 심한 악취를 동반한 채 고스란히 부산의 가정집으로 흘러들어갔다.

나라는 발칵 뒤집혔고 낙동강을 원수로 사용하고 있는 주민들의 원성은 하늘을 찌를 듯 했다.

당시 환경처는 이러한 두산전자에 기계 가동을 멈출 것을 명령했다. 그러나 수출을 못하면 나라 경제가 큰 피해를 보게 된다는 논리에 무릎을 꿇은 정부는 결국 20일 만에 두 손 들고 두산의 기계가동을 명령했다. 그런데 불과 며칠 뒤 또다시 두산전자에서 페놀이 새나왔다.

이른바 2차 페놀사건이었다. 그리고 잠시 소란스럽더니 이내 잠잠해졌다.

수많은 사람들이 당시 페놀이 섞인 물을 마셨다. 그 중에는 말 못하는 아이들도 상당수 있었으며, 출산을 앞두고 있는 임산부들도 많이 있었다.

당시는 모두가 야단법석을 떨었지만 그 페놀이 낙동강 물을 식수로 이용한 국민들의 건강에 어떤 영향을 미쳤는지 또 마신 사람들의 건강 상태는 지금 어떤 결과로 나타났는지 아무도 모른다.

다만 국민들의 마음속에 '수돗물 불신'이라는 큰 상처만 남기고 오래전 이야기로 남아 있을 뿐이다.

굳이 이 시점에서 일본과 한국에서 발생한 문제를 재론하는 것은 우리에게 큰 이익을 주는 물이 인간들의 무지와 무관심으로 인한 실수로 얼마나 큰 피해를 주는지를 단적으로 말해주고 있기 때문이다.

특히 이런 문제들은 시간만 지나면 마치 남의 일인 듯 잊혀 졌다가 유사 사건이 발생하면 금방 냄비에 물 끓듯 하는 것이 인간들의 습성인 것 같아 더 그렇다.

우리나라는 5개의 큰 강과 3,900여개의 하천을 지니고 있어 언제라도 이런 유형의 사건이 다시 발생할 수 있으며, 허점 또한 여전히 많아 항상 문제 발생의 소지를 안고 있다.

물은 무엇보다도 정직하게 다스려야 한다. 더욱이 우리가 마시는 물은 어떠한 술수도 용납될 수 없으며, 한순간의 영리를 목적으로 장난을 쳐서도 안 된다.

그것은 당장은 묻혀가는 단 한 번의 실수라 할지라도 훗날 엄청난 재앙이 부메랑처럼 우리에게 돌아 올 수 있기 때문이다.

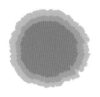

한국인의 위암 발생률 전 세계 1위
'왜?'

"한국인들의 위암 발생률 전 세계 1위!"

세계보건기구(WHO)가 발표한 이 통계의 진실은 무엇일까? 위암은 한국 남성 암환자 4명 중 1명, 여성 암환자 7명 중 1명으로 '국민암'[3]으로 불리고 있다. 전체 암 발생률 가운데 1위이면서 전 세계적으로 1위![4] 그런가 하면 서양인에게서 많아서 서구암이라 불리던 대장암도 이제는 간암이나 폐암을 물리치고 당당히 순위 2위의 급증세를 보이고 있다. 통계자료만 보아도 문제가 심각한 한국인의 암.[5]

일부 언론이나 의학 관계자들은 이 통계의 원인으로 한국인의 식성을 원인으로 꼽기도 한다. 바로 맵고, 짠 음식을 즐겨한다고 말이다. 과연 그럴까? 단순히 그것만 원인일까?

물론 우리 식단이 맵고 짠 것은 분명하다. 그러나 세계 많은 과학자들이 가장 훌륭한 항암 음식으로 인정한, 위와 장에 유익한 발효 음식인 김치와 된장, 청국장 등이 잘 발달된 한국이 어떻게 위암 발생률 세계 1위일까에 관해 우리 모두는 조금쯤 의문을 던지지 않을 수 없다.

더욱 놀라운 건, 우리의 생각 밖으로 음식의 영양 상태나 위생 상태가 불결한 후진국보다도 한국인의 위암 발생률이 높다는 사실이다. 또한 유럽이나 열대지방 등 일부 나라에서는 우리보다 더 짜고 매운 음식을 즐기고 있다. 이런 사례들로 미루어 보아 짜고 매운 음식이나 불결한 음식이 암 발생의 절대적 원인이 될 수 있다고는 할 수 있다. 그렇다면 이렇게 유독 한국인에게서 소화기계통의 악성 암이 기승을 부리는 것은 무엇 때문이며, 언제부터일까?

필자의 생각에 이런 통계에는 분명 물을 공급하고 있는 일부 정수기들이 한 몫을 하고 있다고 생각한다.

사실 그동안 일부 단체에서 국민의 50%에 이르는 심혈관계 질환자, 600만 명을 넘어서는 당뇨환자라는 수치스런 기록이 정수기 등을 통한 산성수 음용이 원인이라는 주장이 있어왔다. 그리고 이 글을 쓰는 동안 보다 더 구체적인 실험 자료가 제시됐다.

울산MBC가 지난 4월 27일 방영한 '워터시크릿-미네랄의 역설'에서 다양한 실험과 검증을 통해 일부 정수기, 즉 역삼투압 방식

을 사용하는 정수기의 문제점을 고발한 것이다.(자세한 내용은 뒤에서 따로 다루었음)

사람의 인체는 산성수를 마시게 되면 일단 폐 활동과 간장활동, 신장활동에 부하가 걸려 산-염기평형을 유지하게 되는데, 이때 극심한 육체피로, 만성질환을 가진 사람의 혈액을 조사해보면 대체로 산성혈액 상태다. 이렇게 혈액이 산성화되면 혈액의 점성이 높아지게 되고 혈액을 통한 산소공급이 원활하지 못하게 된다. 결국 이러한 산소결핍이 심근에 오게 되면 심근경색, 뇌혈관에서 일어나면 바로 뇌경색이 초래하게 되는 것이다.

우리가 물에 대해 관심을 가져야 하는 이유는 또 있다. 일부 학자들이 주장하는 것처럼 우리 신체가 아무리 산-염기평형을 유지하는 탁월한 능력을 갖추고 있더라도 외부로부터 유입되는 산성의 양이 많아지면 결국 질병에 걸리게 되기 때문이다.

사실 주변에는 산성식품들이 널려있다. 우리가 즐겨 음용하고 있는 콜라와 사이다는 pH2.5~3.0, 맥주는 pH2.5~3.0, 위스키는 pH2.0~3.0의 강산성을 띠고 있으며, 커피는 pH5.0~5.5, 수돗물은 pH6.8~7.6을 띠고 있다.

뿐만 아니라 현대인의 식품 대부분이 산성식품이요, 육류까지 산성인데 여기에 산성음료까지 즐겨 마시는 세상이 됐으니 인체의 산성화는 그 어느 때보다도 빠르게 진행되고 있다.

더 큰 문제는 인간인 이상 물을 매일같이 마셔야 한다는 점이다. 마시는 물만이 전부가 아니다. 밥이나 국, 반찬 등등 모든 먹거리에 물의 사용은 빠지지 않는다. 때문에 한국인들의 암 발생률 인과관계에서 물 문제는 심각할 수밖에 없을 것이다.

우리는 언제부터인가 수돗물을 불신하고 물을 사 먹거나 정수기를 통해 정수된 물을 마시고 있다. 그런데 이 정수기에 심각한 문제가 있다. 현재 정수기를 사용하는 국민의 80%는 역삼투압방식의 정수기다. 그런데 이 역삼투압방식의 경우 초기부터 (pH5.0~5.5) 지금까지(pH5.5~6.8, 최근 들어 방식을 조금씩 변경시켜 pH가 다소 높아진 제품들이 보임) 산성수를 주 음용수로 공급하고 있다.

물론 암 유발 요인에는 환경적인 요인과 유전적인 요인이 모두 작용하기 때문에 확정적인 답이 있다고 말하기는 어렵다. 그러나 대한민국에서 암이 수십 년째 맹위를 떨치고 있는데 그 원인이 상당부분 산성수에 있다고 본다면 무리한 생각일까?

일부 연구에서는 암에 걸린 사람들의 피의 pH를 체크했을 때 하나같이 pH의 수치가 산성이었다고 한다. 암에 걸렸기 때문에 피가 산성이었을까? 피가 산성이어서 암이 발병했을까?

암을 예방한다는 것은 그 원인이 확실히 밝혀지지 않은 현재로서는 불가능한 것이 사실이다. 그러나 한 가지 우리가 간과하고 있던 마시는 물 부분만 개선한다면 그 발병률은 충분히 떨어뜨릴 수 있다는 것이 필자의 생각이다.

짠 음식이 위암 발병률을 높인다는 연구 결과도 있지만, 그것보다 더 급한 것이 국민들이 매일같이 음용하는 산성수다. 혈액을 탁하게 할 수 있는 산성수는 절대 마셔서는 안 된다. 암 발병률을 줄이기 위해서는 산성수의 섭취를 반드시 줄여야 한다. 약알칼리성인 혈액이 산성으로 바뀌면 더 이상 혈액으로서의 기능을 하지 못하게 되기 때문이다.

또 산성의 물을 마시게 되면 체내 pH를 유지하기 위해 우리 몸의 여러 기관은 무리하게 필요 이상의 일을 해야만 한다. 그런 무리가 탈이 되어 몸은 피폐하게 되고 면역력을 잃으며, 성인병에 걸리기 쉽다.

산성식품을 먹으면 혈액은 산성이 된다는 것은 누구나 아는 상식이다.(혈액이나 체액은 pH7.4 전후의 약알칼리성이므로 우회적으로 산성 식품이 좋지 않다는 것을 증명하고 있다.)

그럼에도 역삼투압 방식의 정수기에서 나오는 산성수를 국민들이 20여 년째 마시고 있다. 때문에 산성수를 생산하는 역삼투압방식의 정수기는 반드시 시장에서 철수해야 된다는 것이 필자의 생각이자 주장이다.

대한민국에서 산성을 띄는 물을 생산 보급하는 정수기가 사라지지 않는 한, 암 발생률 1위라는 오명의 타이틀은 결코 뗄 수 없을 것이다.

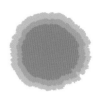

산성수가
위암 발병률을 높인다?

다시 얘기하지만 80년대부터 급격히 늘어나기 시작한 위암 등이 30여 년 째 상승곡선을 그리는 것에는 분명히 정수기가 한 몫을 하고 있다는 것이 필자의 생각이다. 국내에 정수기가 보급된 것과 급격히 늘어난 위암 발병률의 역사가 아이러니하게도 비슷하기 때문이다. (MBN 고수의 비법 '황금알' 제121회분 '한 모금의 기적'-2015년 8월25일 방송분 참고)

한국인 위암환자들의 평균 연령은 51세며 대부분이 40~60대이나 20대의 젊은 사람들에게서 발견된 경우도 3%가량 된다. 남자가 여자보다 2배 정도 흔하게 발생한다는 사실도 통계에 나와 있다. 분명히 유전보다는 한국인들만이 습관적으로 먹고 있는 뭔가에 문제가 있는 것이다.

1980년대부터 급격하게 보급되기 시작한 정수기, 그 중에서도 시장 점유율 80%의 정수기가 바로 문제가 되고 있는 역삼투압 방식의 정수기다. 그 역삼투압 방식의 정수기가 산성수를 쏟아내어 국민의 산성체질을 부추기고 있는 것은 아닌지 정부의 역학조사가 필요하다는 생각이다.

산성식품과 산성비의 위험성은 구체적으로 말하지 않아도 누구나 잘 알 것이다. 순수한 빗물은 황산화물이나 질소산화물 등 산성화 물질이 녹아들지 않더라도 pH5.5 정도의 약산성을 띠는데, 이보다 산성도가 높은(pH가 낮은) 빗물을 우리는 통상 산성비라 부르고 있다. 이 같은 산성비는 토양이나 하천 등 자연계에 적잖은 악영향을 미친다. 또한 산성비에 장기적으로 노출되면 인체에도 나쁜 영향을 미치는 것으로 알려져 있다.

산성비의 피해를 보면 놀라울 정도다. 산성비는 나뭇잎에 직접 닿을 경우 잎을 말라죽게 하고, 토양을 오염시켜 낙엽을 분해하는 토양미생물을 파괴시킨다. 토양미생물은 식물에게 필요한 영양분을 공급하는데 오염된 토양에는 영양분이 사라져 결국 나무가 죽게 된다.

산성비는 사람이나 숲에도 영향을 주지만 물속에 사는 생물들에게도 영향을 준다. 실제 산성비로 인해 플랑크톤의 수가 감소되어 이를 먹고사는 물고기의 먹이사슬에 영향을 주어 수중 생태계에까지 그 파장이 미치고 있다.

스웨덴에서 4,000개가 넘는 호수에 물고기가 사라지고, 노르웨이에서는 송어의 수가 절반으로 준 것도 산성비의 피해 때문이라는 연구결과가 있다.

산성비의 피해는 건축물도 파괴한다. 부식성이 있어 직접 비에 닿는 곳을 훼손시키기도 한다. 세계의 귀중한 문화유산들이 훼손되고 있는 것도 산성비 때문이다. 환경전문가들은 산성비가 아테

네의 파르테논 신전, 인도의 타지마할 등의 고대유적지 등 각종 유적지를 부식시키고 있다고 경고하고 있다. 산성비는 환경오염의 직접적인 결과로서, 산성비로 인한 오존층 파괴, 온실효과 및 열대우림 파괴 등의 피해 때문에 국제적 차원의 환경문제로 대두된지 오래됐다.

현재 세계 각국은 산성비 피해에 대해 공동으로 대처하고 있다. 우리나라를 비롯해 전 세계가 산성비의 피해를 우려해 국가 간 머리를 맞대고 연구에 몰두하고 있는 것이다.

산성수 또한 다르지 않다. 이미 많은 전문가들이 산성식품이나 산성수 음용은 암 등 다양한 질병을 유발시킨다는 연구결과들을 내놓았다. 그런데 우리가 매일 같이 마시는 물이 산성수라면 이걸 어떻게 받아들이겠는가? 역삼투압 방식 정수기의 경우 초기 pH5~5.5의 산성수를 생산해왔음에도 이것이 어찌 음용수로 이용토록 허가를 받았는지 지금도 이해가 되지 않는다.

분명히 환경부 '먹는 물 수질기준'에는 pH5.8~8.5 (WHO 6.5~8.5)를 기준으로 하고 있다. 즉 이 기준 이하의 물은 '먹는 물 수질기준'에 부적합한 물이 되는 것이다. 때문에 정부는 산과 들에 산재해 있는 우물이나 샘물 등은 수질조사를 통해 이 기준을 갖추지 못하면 폐쇄 조치를 해 온 것으로 알고 있다.

필자의 생각으로는 이 기준도 불만이다. '먹는 물 수질기준' 중에 pH7.0 이하 pH5.8~7.0의 물도 약하지만 산성수이기 때문이다. 그래서 많은 보도를 통해 pH의 기준을 높이자고 비판해 왔는데 황당한 일이 벌어졌다.

무슨 이유에선지 환경부는 2011년 12월 30일, '먹는 물의 수질기준으로서, pH는 5.8~8.5로 정하되 샘물, 먹는 샘물 및 먹는 물

공동시설의 물의 경우에는 pH4.5 이상 pH9.5 이하이어야 한다'
고 개정한 것이다. 슬그머니 pH를 산성수 쪽으로는 더욱 낮추고
강알칼리수는 높여서 개정한 것이다. 무지해서 그런 것인지, 누구
의 압력 때문인지, 도대체 생각이 있는 것인지 묻고 싶다.

필자는 산성수를 만드는 역삼투압 정수기를 팔아 돈을 벌은 어
느 특정 업체의 문제를 이야기 하고자 하는 것은 아니다. 오로지
국민의 건강만을 생각해 문제 제기를 할 뿐이다.

산성수의 심각한 문제를 간과한 채 엉뚱한 일을 벌이는 환경부
가 도무지 이해가 되지 않는다. 지금도 늦지 않았다. 정부주도로
산성수가 국민 건강에 미치는 영향을 꼭 한번 조사해야 한다. 그
리고 '먹는 물 수질기준'에 맞지 않는 산성수를 생산해온 정수기들
이 시판될 수 있었던 이유도 밝혀야 한다.

물론 일부에서는 산-알칼리 평형 조절기구 이론을 앞세워 우리
신체가 밸런스를 잡아주기 때문에 아무런 해가 되지 않는다고 주
장하고 있다. 그러나 이는 세포내액, 세포외액, 폐, 신장의 완충활
동계 등 4가지 완충활동계가 정상적으로 가동할 때만 가능하다는
것을 알면 이런 주장의 부당성을 금방 알 수 있다.

일본의 병리학자 가타세 아와시 박사의 '산-알칼리 평행설'에
대한 논문을 살펴보자. 가타세 박사는 오사카대학교 병리학 교수
로 30여 년 동안 연구를 통해 '산-알칼리 평행설'을 내놓아 세계로
부터 인정을 받은 유명한 인물이다.

가타세 박사는 체질을 알칼로시스와 아시도시스로 분류하고
있다. 그리고는 약알칼리성인 알칼로시스일 때는 병에 잘 걸리지
않고 장수한다고 말했다. 반면 산성인 아시도시스일 때는 건강을

지키기 어렵다는 주장을 하고 있다.

이러한 주장엔 세 가지 이유가 있다고 말한다.

첫째, 약알칼리성 혈액은 담백하고 깨끗해 혈액순환이 잘되는 반면, 산성 혈액은 끈적끈적한 혈액으로 순환이 느리고 좋지 못하다.

둘째, 약알칼리성 혈액에서는 알칼리성 칼슘 이온이 혈관에 부착된 콜레스테롤을 세척해 혈관을 넓히고, 또 모세혈관에 몰려 있는 콜레스테롤과 노폐물까지 밀어내 혈액 순환이 좋아지게 된다. 그러나 산성 혈액에서는 혈관에 콜레스테롤이 쌓여 혈관이 좁아지고 모세혈관까지 콜레스테롤과 노폐물이 뭉치게 돼 혈액 순환이 나빠짐으로써 고혈압, 뇌졸중, 심장 질환, 신장 질환 등이 생긴다.

셋째, 알칼리성 혈액 속에서는 화농균, 결핵균, 암세포, 전염병균 등 각종 병원균이 번식하지 못한다. 반면 산성 혈액은 세균 번식에 알맞은 조건이라서 병원균이 기하급수적으로 번식하고, 이에 따라 각종 질병이 유발된다.

그러면서 가타세 박사의 논문에는 '산-알칼리 평형 조절 기구'에 대하여 이렇게 설명했다.

"혈액의 농도를 적절하게 조절하기 위해서는 세포내액의 완충활동계 , 세포외액의 완충활동계, 폐의 완충활동계, 신장의 완충활동계 등 4가지의 산-알칼리 평형 조절 기구가 있는데, 이러한 네 가지의 각 조절계 동작은 한 번에 동시에 일어나는 것이 아니라 시간적 차이를 두고 움직인다. 따라서 스트레스가 많거나, 질환이 있거나, 고령자는 이러한 완충활동계가 정상적으로 작동하지 않는다."

즉 산성수를 마셨을 때 인체에 문제가 없다고 말할 수 있는 조건은 이 네 가지 완충활동계가 정상적으로 작동할 수 있다는 전제가 있을 때만이 가능하다는 것이다.

폐에 의한 호흡조절에는 10~20분, 세포외액 조절에는 즉시 내지 수시간, 세포내액 조절에는 2~4시간, 신장에 의한 대사성 조절에는 수 시간 내지 수일을 필요로 한다.

결론은 특별한 질병이 없는 고령자들에게 자주 나타나는 호흡기능 저하, 세포기능 부진, 신장기능이 정상적이지 못한 원인은, 산성수나 산성화 음식을 장기적이고 지속적으로 섭취한 결과 산-알칼리평형조절활동의 저하로 일어나는 것이라 할 수 있다.

결론적으로 그의 논문이 말하는 것은 인간의 혈액은 알칼리성을 유지해야지 산성으로 변하면 각종 질병이 유발된다는 것이다.

이런데도 역삼투압 정수기의 산성수를 마시고 있는 우리나라에서 위암 발병률이 낮아지기를 바란다는 것은 오히려 이상한 것 아닌가.

일반적으로 말해 산성 체질은 질병의 원흉이라고 한다. 의학적으로는 △세포 중의 칼륨(K)의 감소 △세포 중의 단백질의 감소 △칼륨과 단백질의 비의 불균형 △세포 중의 수소이온농도($H+$)의 증가 △세포 중의 황산이온, 인산이온의 이상 등인 상태를 산성 체질이라고 한다.

의학자들은 병의 원인이 되는 산성 체질을 약알칼리성의 건강한 체질로 되돌리는 것이 가장 중요한 것임은 두 말할 필요도 없다고 강조한다.

그렇다면 산성 체질이란 어떤 상태이며, 산성 체질이란 외견적으로 어떤 상태를 나타내는지를 알아 볼 필요가 있다.

어린이는 약알칼리성 체질이지만 성장한 어른은 어김없이 산성체질이 된다. 특히 노인들은 더 심한 산성 체질이다. 따라서 외견상으로는 다음과 같은 증상들이 나타난다.

△ 피부에 광택이 없다.

△ 주름이 있다.

△ 무좀이 생긴다(알칼리성 체질의 어린이에게 무좀은 옳지 않다).

△ 잠깐의 운동에도 피로해지기 쉽다.

△ 전철이나 버스를 타면 곧 잠이 온다.

△ 계단을 오르면 곧 숨이 차다.

△ 배가 나오고, 피하지방이 필요 이상으로 쌓인다.

△ 걸음이 느릿느릿하고, 행동이 재빠르지 않게 된다.

그렇다면 어째서 산성 체질이 되는 걸까?

△ 알칼리성 식품인 채소류를 적게 취하고, 산성 식품인 육류를 과하게 먹을 경우.

△ 생활 리듬이 깨어진 경우(일찍 자고 일찍 일어나는 것이 현대인의 생활에서 잘 되지 않음).

△ 스트레스가 쌓이는 경우(현대 생활에서 스트레스가 없는 환경은 생각할 수 없음).

△ 정신적 스트레스, 육체적 스트레스가 끊임없이 이어지는 경우라 할 수 있다.

실제 생활에서 이 세 가지 잘못에서 벗어나는 방법을 찾아내는 것은 생각보다 그렇게 간단하지 않다. 현대 문명이 그렇고, 현실적 실생활이 그렇다 보니 현대인으로서는 피할 수 없는 숙명과도 같은 것이다. 그렇기 때문에 대부분의 성인은 산성 체질이라는 것이 전문가들의 고견이다.

현실이 이러한데 여기에 매일같이 마시는 물이 산성수이다 보니 국민의 산성 체질에 가속도를 붙였으며 그 결과는 지금 각종 질병으로 나타나고 있다. 과연 이런 산성화가 위암과 아무런 관계가 없을까? 그 해답을 정부가 실태조사와 역학조사를 통해 이제는 밝혀야 한다.

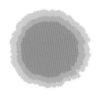

산성수에는
어떤 위험이 도사리고 있는가?

역삼투압 정수기에서 생성되는 물은 pH(수소이온농도)가 낮은 '산성수'이다. 이 산성수에는 심각한 위험성이 도사리고 있다.

이런 사실을 알고 있는 국민들은 그다지 많지 않다. 역삼투압 정수기를 구입한 대부분의 국민들은 그저 TV광고 등을 통해 선택했거나, 아니면 주변의 권유로 구입했을 가능성이 높다.

더욱이 역삼투압 정수기 회사들의 대대적인 마케팅 및 광고를 통한 언론조정 능력이 탁월해 이런 사실이 국민들에게 제대로 알려질 수 없는 환경이다.

이 때문에 실제 역삼투압 정수기를 사용하고 있는 상당수의 사람들은 자신의 집이나 직장에 설치되어 있는 정수기가 어떤 방식인지 잘 모른다. 알고 있는 것은 광고 카피 내용이나 회사 이름 정도에 불과하다.

역삼투압 정수기 회사들이 자사 정수기에서 나오는 물이 '산성수'라는 사실을 숨기며, 오로지 깨끗한 물임을 강조하는 것도 산성수의 해악성 때문이라는 지적이 있다.

산성수가 인체에 얼마나 해로운 것인지 몇 가지 단적인 예를 들어보자.

지난 1991년 10월 서울시 수도기술연구소가 서울시내 강남지역 잠실 5단지 주공아파트, 미주아파트, 신반포아파트 등 3개 아파트단지에 설치된 '수돗물 자동판매기'에 의해 정수된 물과 일반 수돗물을 대상으로 실시한 보고서 내용을 발표했었다.

수도기술연구소의 '아파트 설치 정수기의 수질검사결과 검토 보고서'의 내용은 가히 충격적이었다. 필자는 이 보고서가 밝힌 pH에 따른 질병의 위험성을 주목했다.

대부분의 사람들은 '수돗물 자동판매기'의 문제점에 방점을 찍었지만, 필자는 자동판매기에서 정수된 이 물이 pH 5.5~6.0의 산성 성분이라는 사실을 간과할 수 없었다.

바로 역삼투압 정수기에서 니오는 물이 pH가 낮은(7.4 이하)산성수라는 점에서 이 내용은 역삼투압 정수기의 위험성과 일치한다는 사실이었다.

당시 수도기술연구소는 수질검사 결과와 관련, 식용수의 pH와 장수와의 상관관계를 조사한 일본학자의 연구결과 음용수가 pH 6.8 이하의 산성인 경우 7.0 이상의 알카리성에 비해 사망률이 높았다고 밝혔다.

기술연구소는 또 수질이 산성인 경우 중성 이상 수질의 지역에 비해 뇌졸중과 암은 각각 2배, 심장병은 3배 이상의 사망률을 나타낸 것으로 밝혀졌다고 지적했다. 그리고 '수돗물 자동판매기'

에 의해 정수된 물의 음용이 건강에 해롭다는 견해를 제시했다.

수도기술연구소는 이어 미국과 캐나다 학자들의 연구 결과도 발표했다. 경도가 낮은 물을 음용한 사람이 경도가 높은 물을 음용한 사람보다 심장혈관계통 질환에 의한 사망률이 15~20% 가량 높고 영국에서는 40% 정도 높은 것으로 보고됐다고 밝혔다. 그리고 정수기를 통과한 물의 위험성을 재차 강조했다.

수도기술연구소는 "서울시내 아파트단지에 설치된 정수기는 인체 건강에 필요한 무기영양염류의 성분까지도 모두 제거시키므로 음용수 제조용으로는 적당치 않다"고 결론 내렸다. 그리고는 "이들 정수기는 석회질 등의 경도성분이 많은 수질을 처리하거나 또는 특수공장의 공업용수제조처리를 목적으로 제작됐을 것으로 본다"고 견해를 밝혔다.

즉 산성수는 뇌졸중, 암, 심장병 등의 발병률을 높일 수도 있는 pH 5.5~6.0의 산성 성분인 것으로 밝혀져 정수기로 여과된 물을 마시는 것이 적당치 않다는 지적이었다.

참고로 우리나라 음용수의 수질 기준은 pH 5.8~8.5이며 세계보건기구(WHO)의 수질권장 기준은 pH 6.5~8.5이다.

14년 후인 2005년 8월17일 서울시 상수도사업본부는 정수기 판매업자들이 수돗물의 안전성을 현혹하는 각종 허위 과장 행위를 단절시키기 위해 시민신고제를 시행한다고 발표했다.

당시 상수도사업본부는 '수돗물에 대한 거짓 과장행위 유형보고'를 통해 역삼투압 정수기 회사들의 편법 판매를 고발하면서 역삼투압 정수기의 유해성도 함께 밝혔다.

상수도사업본부는 이때 '역삼투압 정수기 물은 몸에 유익한 미네랄 성분을 제거하여 증류수에 가까운 물이 되어 전류가 흐르지 않아 앙금이 발생한다. 이러한 물을 장기간 복용할 경우 뇌졸중, 심장질환 등이 생길 수 있다는 보고가 있다'며 국민들의 주의를 당부했다. 그리고는 지금까지 별다른 움직임이 없다.

이 때문에 수돗물이 설거지나 하는 허드레 물로 전락했는데도 누구하나 나서지 않는다. 서울시장이 몇 번이나 바뀌었지만 누구하나 관심이 없었다.

2012년 5월12일 광주광역시 동구 용연정수사업소.

이곳에서 약품탱크 누출액 방지 설치 공사 중 현장 근로자의 실수로 하루 평균 4t 가량 투입하는 응집제(PAC, 부유물질 응집 약품)가 10배 가량 과다 투입됐다.

수질 조사 결과 응집제 과다 투여로 수돗물 pH가 정상 수치인 5.8~8.5pH 보다 산성이 강한 5.5pH를 나타냈다.

그럼에도 광주시 상수도사업본부는 당시 "과다 투입된 약품인 응집제가 인체에 직접적인 영향은 주지 않는다"고 발표했다.

그러나 얼마 지나지 않은 하루 뒤인 13일 오전 10시경, 광주 동구 남광교 광주천 일대에서 물고기가 집단 폐사했다는 신고가 접수됐다.

당초 "인체에 직접적인 영향은 주지 않는다"고 밝혔던 광주시 상수도사업본부는 뒤늦게 사태 파악을 한 뒤 "오염된 수돗물을 음용하지 말라"며 언론에 공지하고 공급을 중단했다.

광주시는 산성이 강한 수돗물이 광주천에 유입되면서 수중 용존산소량 감소로 물고기가 집단 폐사한 것으로 파악했다.

이처럼 건강과 직결되는 수돗물이 오염돼 산성이 됐음에도 시민들이 사실을 모르고 8시간 이상 이 물을 음용해야만 했다.

이런 예로 볼 때 결국 역삼투압 정수기가 정수한 물을 마시면 미네랄 제로의 산성수를 마시는 셈이어서 건강에 이로울리가 없다는 것을 증명하고 있다. 오히려 인체에 치명상을 입을 수 있다는 결론이다.

분당서울대병원 소화기내과 이동호 교수는 "산성수를 계속 먹을 경우 몸의 균형이 깨진다"며 "이런 물은 특히 태아에게 치명적"이라고 경고했다.

이것이 건강을 위해 각 가정에서 역삼투압 정수기를 쓰지 못하도록 법으로 금지해야 한다는 이유다. 정부가 여타 산성수에는 민감한 반응을 나타내면서도 유독 정수기에서 나오는 산성수에 대해서는 나 몰라라 하는 것은 이해되지 않는 행동이다.

특히 역삼투압 정수기에서 정수된 산성수를 마셔도 되는 것인지, 아니면 마시지 말아야 하는 것인지 실태조사조차 하지 않으니 결국 국민들 스스로가 선택할 수밖에 없다.

자신의 건강이 망치더라도 무시하고 마시던지, 그렇지 않으면 해악성을 인지하고 마시지 않던지 말이다. 그러나 분명한 것은 산성수는 분명히 건강을 해치는 위험성이 있다는 사실이다.

담배처럼 당장은 나타나지 않지만 선성수로 인해 인체는 서서히 망가져 가고 있음을 국민들은 반드시 알아야 할 것이다. 오늘도 혈액은 조금씩 조금씩 끈적끈적하게 변해가고 있다.

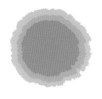

신생아, 임산부가
산성수를 마시는 나라

최근엔 한 신문에 역삼투압식 정수기 관련 기사가 하나 실렸다. 그런데 그 기사에는 임신한 여성이 물 컵을 들고 웃으며 서 있는 사진이 실려 있었다. 모 기업이 자신들의 광고 홍보용으로 사용하는 사진이있다.

이는 임산부들이 마음 놓고 먹을 수 있는 물이라는 메시지를 간접적으로 국민들에게 전달하고 있었다. 임산부들이 먹어서는 안되는 산성수를 먹으라는 이 사진을 보고 필자는 충격을 받았다.

필자는 지난 1991년 발생한 낙동강 페놀사건을 똑똑히 기억하고 있다. 당시 그 물을 마신 임산부들의 빗발치는 항의가 아직도 귓전에 생생한데 어떻게 이런 사진을 홍보용으로 쓴단 말인지 도무지 이해를 할 수 없었다.

역삼투압 정수기의 산성수는 산모가 마시는 물이 태아에게 결정적 악영향을 끼치기 때문에 이 물을 절대 마시면 안 된다는 것이 전문가들의 주장인데 과연 업체들이 몰랐을까?

필자가 수없이 역삼투압 방식 정수기의 물은 미네랄도 없고 산성수라 건강에 결코 이롭지 못하다는 것을 국민들에게 알려왔다.

그런데 최근 들어 이들 업체들이 정말 음용해서는 안 되는 성장기 어린이, 환자, 노인들은 물론이고 임신한 여성까지 광고에 끌어들이고 있다. 자사 정수기를 광고하면서 임산부들이 마음 놓고 먹을 수 있는 물이라는 메시지를 간접적으로 국민들에게 전달하고 있는 것이다.

역삼투압 정수기물이 몸에 이롭지 못하다는 것은 책뿐만 아니라 수많은 지적이 잇따르고 있다.

많은 학자 및 의료인들이 이 방송에 나와 과학적 규명을 통해 산모들뿐만 아니라 유아들의 음용도 심각하다는 사실을 지적했다.

국제물학회 미네랄 연구팀의 잉그리드 로스버그 박사의 경우는 "나는 임산부에게 절대 역삼투압 정수기 물을 먹지 못하게 할 것"이라고 분명하게 강조했다.

이 물이 바로 '산성수'라는 점 때문이다.

우리 정부는 그동안 산성비는 피하고, 산성식품 등은 먹지 말라며 국민에게 홍보해왔다. 그런데도 왜 국민들이 매일같이 음용하는 역삼투압 정수기의 산성수는 그대로 음용하도록 방치하는지 알 수가 없다.

아직도 수많은 산부인과, 산후조리원 등지에 역삼투압 정수기가 버젓이 서 있다. 수백만 원을 주고 산후 조리를 위해 입원한 산후조리원에서 우리들의 엄마와 아기는 산성수를 마시고 나오는 것이다. 가장 시급하게 역삼투압 정수기가 철수해야 할 곳이 산부인과, 산후조리원이다.

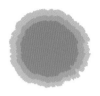

성장기 어린이들 대상,
물 성장 프로젝트가 뭐길래

코웨이(구, 웅진코웨이)의 경우 '물성장 프로젝트'라는 프로그램을 도입, 자사 정수기의 물을 마시게 함으로써 아이들의 건강을 책임지겠다고 말한바 있다. 제품 광고에 어린아이들까지 끌이들여 싱행위에 열을 올렸던 섯이다.

코웨이는 이 프로젝트에서 아이들이 매일 같이 마시는 각종 음료의 폐해를 제시하고 '아이들에게 깨끗한 물을 마시게 하자'고 역설했다.

산성인 각종 음료수나 주스의 폐해를 제시해 음료수를 끊고 물을 마셔야 한다는 논리를 앞세우면서도, 코웨이는 정작 자사의 정수기 물이 '미네랄이 없는 산성수'임을 어디에도 표현하지 않았다.

청호나이스도 이과수 얼음정수기를 광고하면서 어린아이를 모델로 하고 있는데 한술 더 떠 얼음을 강조하면서 '깨끗한 물과 얼음을 동시에 사용하는 컴팩트형 얼음 정수기'임을 내세웠다.

청호나이스의 경우 코웨이가 지적하는 음료수의 폐해도 모자라, 여기에다 '미네랄이 없는 산성수'로 얼린 얼음을 빙수, 냉면, 오렌지 주스에 넣어 먹는 이과수 정수기가 딱이다'며 광고했다.

코웨이가 음료수를 마시지 말고 자사의 물을 마시자고 하는 것이나, 청호나이스가 자사 정수기에서 나오는 얼음을 오렌지 주스 등에 넣어 마시는 것을 컨셉으로 광고를 하는 것은 순수한 어린아이들에게 진실을 호도하는 것이다.

어린아이들의 건강을 걱정하는 부모들의 마음을 자극해 상품을 팔아보겠다는 마케팅인 것이다. 그러나 역삼투압 정수기에서 나오는 물의 진실을 숨긴 채 어린아이들을 광고대상으로 삼는 것은 비난받아 마땅하다는 것이 방송과 책을 접한 소비자들의 이구동성이었다.

역삼투압 정수기 물에 대한 '독일 본 대학 수질 검사 보고서'를 보면 '역삼투압 정수기 물은 미네랄이 전혀 없는 산성수이며, 독일 음용수 기준에 미달이며, 장기간 섭취할 경우 건강상의 문제를 일으킬 수 있다'는 내용이 나와 있다.

이러함에도 정작 우리나라에서는 역삼투압 정수기 회사들이 앞 다투어 어린이들에게 이 물을 먹이기 위해 치열한 경쟁을 벌이고 있는 셈이다.

즉 '미네랄이 전혀 없는 산성수'를 숨기며 '깨끗한 물 먹기'라는 단어만 앞세워 어린이들에게 역삼투압 정수기 물이 최고인 것처럼 홍보하고 있는 것이다.

얼마 전 미국에서는 각급 학교의 콜라 자판기를 전부 철수 시켰다. 콜라와 사이다의 경우 pH 2.5~3.0정도의 산성수이기 때문이다.

우리 정부 역시 청소년들의 건강을 위해 지난 2009년부터 학교 매점에서 탄산음료 같은 식품의 판매를 중단시켰다.

국가청소년위원회와 교육인적자원부 등은 앞서 2006년 3월부터 청소년 관련 시설 내 탄산음료 판매 금지 조치를 추진해 왔었다. 비슷한 시기 중국 베이징시 교육위원회도 학교 내에서 탄산음료의 판매를 금지했다.

우리 교육당국과 베이징시 교육위원회가 판매를 금지시킨 이러한 음료들은 산성으로 성장기 어린이들의 건강을 해칠 우려가 있다는 판단 때문이다.

이런 형편인데도 역삼투압 정수기 회사들은 '물 성장 프로젝트' 같은 광고를 버젓이 찍고 방영했었다.

이제 제발 산성수를 쏟아내는 역삼투압 정수기는 학교와 병원에서 철수해야 한다.

당장 환자를 치료하는 의료기관(특히 산부인과), 어린아이들이 생활하는 교육기관에 만이라도 역삼투압 정수기를 철거해야한다.

환자가 생활하는 의료기관이나 성장기 어린이들의 결집체인 학교에서 산성수를 마시는 것은 오히려 건강을 망치는 꼴이 되기 때문이다.

건강한 사람들과는 달리 환자나 아이들이 미네랄이 전혀 없는 물을 먹게 되면 여러 가지 칼슘이나 포타슘, 아연, 철분, 요오드 같은 우리 몸에 필요한 물질들이 상당히 결핍되기 쉽다.

원래 체내 세포나 혈액의 pH는 7.4 정도의 약알칼리성을 띠고 있어 미네랄이 없는 산성수를 계속 마시면 면역력이 떨어지고 체질이 산성으로 변한다. 이 때문에 암과 당뇨, 신장결석 등 각종 질환이 발생한다는 것을 전문가들은 다양한 실험을 통해 증명했다.

연세대 의대 이규재 교수팀이 생쥐에게 한 달 동안 정수기 물과 미네랄 물을 먹여 혈당을 조사한 결과에서는 정수기 물을 먹는 대조군의 혈당치가 현저히 높게 나타났다.

또 한국물학회 김광영 박사에게 의뢰해 정수기 물과 미네랄 물을 먹기 전과 후를 구분, 사람의 혈액을 채취하고 전자현미경으로 관찰했다. 그 결과 역삼투압 정수기 물을 먹은 비교군의 혈액 백혈구 응고현상이 심한 것으로 조사됐다.

실험에서는 암세포는 미네랄이 없는 산성수를 좋아했다. 또한 미네랄이 포함된 물보다 산성수인 역삼투압 정수기 물이 혈당 수치를 높여 당뇨병을 악화시키는 등 인체의 면역력을 떨어뜨린다는 것도 증명해 보였다.

이것만 보더라도 역삼투압 정수기는 적어도 의료기관이나 학교에서는 철수돼야 하는 것이다.

여기에 더하여 환자와 고령자들 역시 역삼투압 정수기의 산성수를 마시지 않도록 해줄 것을 정부에 호소한다.

이 물을 환자나 고령자가 마음 놓고 마셔도 되는 것인지 과학적 근거에 의해 진실을 밝혀 달라는 것이다. 솔직히 환자나 고령자들은 마시지 말라고 해야 되는 것 아닌가.

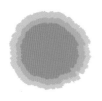

국민들만 피해를 본다

솔직히 산성수가 몸에 좋다고 주장하는 사람은 없을 것이다. 산성수가 몸에 좋다면 정부가 나서 권장할 일이며 정부 주도로 대대적인 홍보를 해야 한다.

하지만 정부는 지난 수십 년 동안 국민들의 건강을 걱정하며 산성식품은 가급적 먹지 말 것을 홍보해왔다. 심지어는 산성비도 맞지 말라고 국민들에게 당부했다. 산성식품과 산성비의 위험성 때문이라고 본다.

그런데 세계서 유일하게 우리나라만은 지난 20여 년간 산성수를 만들어 내는 역삼투압 정수기가 시장의 70~80%를 차지하고 있다. 왜 그런 것일까?

그 이유는 몇 가지로 압축해 볼 필요가 있다. 첫째 관련 기업들의 광고를 앞세운 언론장악이다. 이로 인해 산성수의 문제점이 제대로 국민들에게 인식되지 않고 있다. 국민들의 알권리가 관련기

업들의 광고에 묻혀버리는 경우가 다반사이기 때문이다.

둘째 시민사회단체들의 이유 없는 함구다. 이 역시 각종 물 포럼이나 관련 행사의 스폰서로 역삼투압 정수기 회사들이 상당부분 관여하고 있다는 사실이다. 때문에 수돗물 불신의 근본원인이 정수기 업체들의 허위 과대광고를 앞세운 마케팅에 있음에도 잘 드러나지 않는다.

오히려 시민단체들이 때만 되면 문제 삼는 상수원보호구역 등의 수질문제가 수돗물 불신을 야기 시키는 역작용으로 나타나고 있다. 수돗물 불신은 상수원보호구역과 연관은 있겠지만 실제 국민들이 우려하는 문제는 정수장에서 대부분 해소된다.

한강 등 각 지자체의 강에서 생기는 문제는 정수장을 거치며 깨끗하게 해소되며, 문제 발생 시에는 정수장이 먼저 제동을 걸게 되어 있다. 더구나 정수장 시설 역시 시판 정수기에 버금가는 첨단시설들을 보유하고 있다는 점에서 크게 걱정할 일은 아니다.

즉, 국민들이 '강 오염=수돗물 오염'으로 인식하게끔 만든 각종 원인들이 정수기 시장을 키우고, 반대로는 수돗물을 먹지 못하는 물로 전락시키고 있는 것이다.

셋째 정부의 무관심이다. 역삼투압 정수기 시판 당시 어떻게 pH 5.0~6.0의 산성수가 나오는데 허가가 됐는지 20여년이 흘렀지만 여전히 모를 일이다.(먹는 물 수질기준 pH5.8~8.5)

특히 이를 관장하고 있는 환경부조차도 pH개념을 잘못 이해함으로써 산성수의 해악성을 제대로 인지 못하고 있으니 답답할 노릇이다.

역삼투압 정수기에서 나오는 산성수에 대한 위험성과 질병과의 관계는 의학자, 과학자, 식품학자 등이 수차에 걸쳐 지적했다.

그리고 울산mbc가 과학적 입증을 통해 이 같은 사실을 다큐로 내보냈다.

과학적 검증이라는 사실 면에서는 국민들의 건강에 지대한 영향을 끼쳤다는 평가다.

필자는 방송 전후에도 이 문제와 관련, 수없는 지적과 위험성을 지적했지만 정부는 별다른 조치를 하지 않는다.

정치권 역시 국정감사를 통해 몇 번이고 이 문제를 공론화 시키겠다고 했지만 막상 국감이 시작되면 수면 아래로 잠거버리곤 했다.

이렇듯 정부, 언론, 시민단체, 정치권 등이 무관심으로 일관하다보니 결국 역삼투압 정수기 회사들은 손댈 수 없는 지경에 이르렀다. 이런 현실이 되다보니 위험성이 드러나 있음에도 누구하나 메스를 댈 생각을 하지 않는다.

물 문제에 대해 무관심 했던 국민, 국민들을 무관심하게 만든 정부 때문에 오늘도 수많은 국민들이 산성수를 매일같이 마시고 있다. 그러다 보니 결국 국민들만 죽을 맛이다.

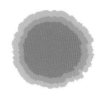

전문가들이 말하는
역삼투압 정수 물의 위험성

지난 2012년 7월 12일 한국미래소비자포럼과 환경 · 인 포럼이 제21차 한국미래소비자포럼 '소비자! 어떤 물을 마셔야 하나?-수돗물, 생수, 정수기물' 포럼을 개최했다.

이날 포럼에는 한국수자원공사, 식품안전정보원 등의 관련 전문가들이 참여했다.

다양한 주장들이 나왔지만 딱 한사람 지정토론에 참석한 JTBC 이영돈 PD의 주장이 설득력을 주었다.

그는 "수돗물에 대한 불신을 없애기 위해서는 정수기나 생수에 대한 불신을 꼬집는 역 마케팅이 필요하다"라며 "사람들의 신뢰를 찾기 위해서는 상당한 시간이 걸릴 것"이라고 말했다.

맞는 말이다. 수돗물을 깨끗하게 한다면서 수도관을 바꾸고, 수돗물이 최고라고 수천억을 들여 홍보를 해봐야, 또 수도꼭지에서 산삼물이 나온다 해도 국민들은 믿으려 하지 않는다.

이미 광고에 만성화됐고, 노이즈 마케팅을 통해 시장을 장악한 역삼투압 정수기 회사들은 정부도 건들 수 없는 거대공룡이 됐다.

그러나 정부가 수돗물을 살릴 생각이 있다면 바로 정수기나 생수에 대한 불신을 꼬집는 역 마케팅이 반드시 필요하다.

필자는 이러한 주장을 20여년 넘게 관계부처와 국민들에게 호소해오고 있다. 다행히 이런 노력의 결과인지는 몰라도 상당수 언론들이 역삼투압 정수기 물인 산성수의 위험성을 조금씩 노출시키기 시작했다.

그동안 신문이나 방송 등을 통해 역삼투압 정수기의 산성수의 위험성을 지적한 의사 등 전문가들의 이야기를 들어보자. 여기서 전문가들이 말하는 정수기는 역삼투압 정수기를 말한다.

△ 분당서울대병원 소화기내과 이동호 교수

"산성수를 계속 먹을 경우 몸의 균형이 깨진다. 이런 물은 특히 태아에게 치명적이다. 미네랄이 부족한 물은 산화스트레스를 적절하게 제거하지 못하고 세포안의 신호전달체계가 제대로 작동되지 않기 때문에 각종 암이나 성인병에 이를 수 있다는 보고들이 조금씩 나오고 있다."

△ 의학박사 김용언(전문의)

"어른들은 다른 반찬이나 음식을 통해 보충되지만 특히 우유나 젖을 먹는 어린 영아들이나 학동기 아이들이 미네랄이 전혀 없는 물을 먹게 되면 여러 가지 칼슘이나 포타슘, 아연, 철분, 요오드 같은 우리 몸에 필요한 물질들이 상당히 결핍되기 쉽다. 그래서 신장기능에 이상을 가져 온다든지 성장에 지연이 온다든지 성격에 이상을 초래 할 수 있다."

△ 한국물학회 김광영 박사

"정수기(역삼투압) 물과 미네랄 물을 먹기 전과 후를 구분, 사람의 혈액을 채취하고 전자현미경으로 관찰한 결과 정수기 물을 먹은 비교군의 혈액 백혈구 응고현상이 심한 것으로 조사됐다."

△ 서울대병원 소화기내과 임종필 교수

"해리슨 내과학을 포함한 주요 교과서 및 저명한 의학연구 사이트 어디에도 유기(organic) 또는 무기(inorganic)라는 분류 방식은 없다. 의학계에서 사용하는 분류가 아니라고 판단된다. 증류수에 가까운 물을 마시는 것이 좋다는 주장을 하기에 앞서, 보다 명확한 정의와 과학적인 근거가 필요하다."

△ 국립수산과학원 양식관리과 임한규 박사

"증류수처럼 미네랄이 없는 물은 생명체에 부정적인 영향을 줄 수 있다. 사람이 정수기 물을 마셨다고 해서 당장 치명적인 증상이 나타나는 것은 아니지만 장기적으로는 영향을 받을 수 있다."

△ 연세대 원주의대 기능수연구단 김광용 박사

"술을 많이 마시면 적혈구에서 수분이 빠져나가면서 피가 엉긴다. 적혈구가 서로 달라붙은 현상(용전)인데, 이처럼 피가 걸쭉해지면 혈관을 막아 여러 질병을 유발할 수 있다. 미네랄이 풍부한 물을 마시면 이런 현상을 줄일 수 있다. 일반인 두 명에게는 정수기 물을, 다른 두 명에게는 미네랄 물을 마시게 했다. 물을 마시기 전후의 혈액을 채취해 관찰했더니, 미네랄 물을 마신 사람의 적혈구 엉김이 풀어졌다. 그러나 정수기 물을 마신 사람의 적혈구에서는 변화가 없었다."

△ 호서대 산학협력학부 박영재 교수

"역삼투압 정수기 물은 산성수여서 사실상 먹는 물 기준에 맞지 않는다. 최근 업체들도 이 사실을 알고 pH 수치를 올려 먹는 물 기준에 맞추는 제품을 내놓고 있다. 필터의 구멍을 넓혀 미네랄이 약간은 통과하게 만든 것이다. 하지만 이럴 경우 인체에 치명적인 독성이나 오염물을 제대로 걸러내지 못하는 단점이 생긴다. 전문가들은 물론이고 정수기업계도 미네랄이 없는 물이 건강에 별 도움이 안 된다는 사실을 안다. 그렇다면 냉정하게 정수기 물에 대해 면밀하게 조사할 필요가 있다."

△ 한동하 한의학 박사

"요즘은 좋은 긍정적인 물을 먹기 어려워졌다. 정수기에서 뽑아 바로 마시기 때문이다. 물론 한번이라도 좋은 생각을 하고 마시면 나쁠 것은 없다. 문제는 대부분의 정수기가 역삼투압방식을 사용하고 있어 불순물뿐 아니라 몸에 이로운 미네랄성분까지 걸러낸다는 점이다. 역삼투압방식을 통한 정수물은 완벽한 중성의 물로 실험실에서나 사용하는 정제수다. 이 물은 죽은 물이다."

△ 가천대 화학과 이덕수 명예교수

"역삼투압식 정수기를 통과한 물은 순수한 물에 가까워지는데, 이는 물 분자 상태를 불안정하게 만들어 체내 흡수를 어렵게 한다. 미네랄까지 거르는 정수기물, 건강에 해롭다."

△ 어비뇨기과 두진경 원장

"1980년부터 미네랄을 제거한 물에 대한 연구를 해온 세계보건기구(WHO)에서 발표한 것을 보면 미네랄을 제거한 물은 이뇨 작용을 증가시키고, 체내 칼륨을 낮추게 한다고 한다. 우리 몸에서 칼륨이 좀 낮다면 문제가 생길 수 있다. 또한 마그네슘과 칼슘이 우리 몸의 영양부족을 예방하는 역할을 할 수도 있는데, 미네랄을 제거한다면 이런 마그네슘이나 칼슘이 같이 제거될 수가 있다. 게다가 미네랄이 제거된 물은 병원균 오염의 위험이 더 증가할 수도 있다."

△ K-water 수질분석연구센터 최돈혁 팀장

"우리나라 가정에서 사용하는 정수기의 80% 이상은 미네랄 성분까지 걸러내는 역삼투압 방식이다. 비용을 들여가며 건강한 물을 피하는 셈이다."

△ 제일병원 가정의학과장 오한진 박사

"우리나라 청소년의 식수 음용이 WHO 권장량의 1/3 수준밖에 안 돼 대부분이 만성탈수 유발 가능성이 높다. 미네랄의 균형이 인체의 건강에 매우 중요하며, 충분히 물을 마시는 것만으로도 탈수나 비만 등으로 인해 발생하는 질병을 충분히 예방할 수 있다."

△ 연세대 환경공해연구소 양지연 교수

"역삼투압식은 물이 걸러지는 시간이 비교적 긴데다, 모든 정수기는 정수기 관이나 필터 등의 관리가 잘못될 경우 2차 오염이 생길 수 있다."

△ 국립환경과학원의 박주현 연구관

"정수기물은 필터로 잔류염소를 제거해서, 먹는 샘물은 염소 소독이 금지되어 있어 일반세균으로부터 자유롭지 못하다. 미량의 염소는 수인성 전염병으로부터 지켜주는 최소한의 방어벽이다."

△ 공주대학교 환경교육과 신호상 교수

"수돗물은 정수처리 과정을 거쳐 세균이 생기지 못하도록 소독약 처리가 된 물인 반면 정수기 물은 필터로 소독약품을 제거한 물이다. 그렇기에 세균 번식 가능성이 높아진다."

△ 인하대학교 김정환 환경공학과 교수

"수돗물은 잔류염소 소독을 통해 물이 재오염되는 것을 막을 수 있는 반면 (정수기 물처럼)잔류염소가 제거되면 재오염될 가능성이 있다."

△ 고동욱 한국상하수도협회 사무총장

"정수기는 특히 관리를 잘해야 한다. 정수기는 괜히 돈을 들여 미네랄을 줄이는 측면도 있는 게 사실이다."

△ 전경수 서울대 인류학 교수

"한반도의 해안이 산성화로 치닫고 있음을 증거하는 것이 바다의 사막화임을 지금 걱정하지 않으면, '한민족'의 터전으로서 한반도는 담보 받을 수 없다. 중국대륙과 동부시베리아의 산업화에 대응한 환경외교는 어떠한가. 동아시아의 핵지도는 어떻게 되어 있는가. 산성화에 적응하는 사람의 진화 속도가 물과 흙과 공기의 산성화 속도를 따라가지 못한 결과가 현실로 드러났다. 의학교과서에 등장하지 않는 많은 질병들이 자연의 산성화 속도를 따라가지 못한 사람의 반응일 것이고, 사멸과 기형으로 나타나는 수많은 생명체들의 현상이고, 신형 바이러스의 활동일 것이다."

△ 박치현 박사(울산MBC 국장, 워터시크릿-미네랄의 역설 다큐 담당)

"증류수에 가까운 물을 마시지 말아야 한다는 점은 상식이다. 상식은 과학적으로 증명할 가치도 없다. 선진국은 미네랄이 없는 물의 부작용을 알고 오래전부터 역삼투압 정수기를 사용하지 않는다. 미국에서는 그냥 수돗물을 마신다. 그래서 외국에서는 미네랄과 건강에 대한 문제 제기나 연구조차 없다. 이런 정수기는 아프리카와 같이 물이 극심하게 오염된 지역에서 정수하기 위해 사용할 뿐이다. 유독 한국은 정수기 물의 환상에 젖어 있다. 나는 독일 본 대학에 정수기를 들고 가서 물 분석을 의뢰했다. 정수기 물은 먹는 물로 부적합하다는 결과를 얻었다."

△ 정부출연기관 한국지질자원연구원 출신 성익환 박사

"깨끗하고 깐깐하다는 정수기 물은 대부분 '증류수'에 불과하다. 몸에 필요한 '미네랄'이 없다. 미네랄 함량이 높으면 수질 검사에서 '불합격'이 된다. 그런 물을 마시면 안 되는 걸로 우민(愚民)교육을 시켜왔다. 우리 정부가 물에 대해 비겁했고, 기득권을 지키려는 수도사업자와 정수기 업체들은 똘똘 뭉쳐 담합해왔다. 정수기 물은 '증류수'와 거의 같다고 보면 된다. 특히 '역삼투압방식' 정수기를 통과하면 약알칼리성 수돗물이 '산성수(pH 6.0)'로 바뀐다. 이런 물을 계속 마시면 우리 몸의 혈액이 산성화된다. 탄산음료, 커피, 주류 등이 산성수다. 탄산음료는 초·중·고 자판기에서 빼버렸다. 그런데 학교에서는 학생들에게 정수기 물을 공급한다."

△ 독일 본 대학의 마틴 엑스너 교수

"식수로 가능한 물은 미네랄이 풍부해야 하는데 물에 미네랄이 너무 빠져 버리면 우리 신체는 필요한 영양분인 미네랄을 섭취하지 못해 위험부담을 안게 된다. 따라서 pH(수소이온농도)가 낮은 물은 미네랄이 없어 식수로 허용되지 않는다."

△ 국제물학회 미네랄 연구팀의 잉그리드 로스버그 박사

"나는 임산부에게 절대 역삼투압 정수기 물을 먹지 못하게 할 것이다. 부모가 미네랄이 부족한 물을 마시면 자녀에게도 영향을 미친다는 연구 결과들이 발표되고 있다. 미네랄이 없는 물은 증류수와 마찬가지이다. 이런 물을 먹으면 안 된다는 것은 몇 세대 전부터 알려져 있다."

이뿐만 아니다. 수많은 의사, 과학자, 교수, 전문가들이 역삼투압 정수기의 산성수에 대해 위험성을 지적했다. 그러나 이러한 지적들 역시 국민들에게 쉽게 다가가지 못했다.

정부의 홍보가 부족했고, 관련 회사들의 공중파를 동원한 대대적인 TV광고가 인식변화에 강력한 제동을 거는 효과를 나타내고 있기 때문이다.

문제는 정부다. 필자는 진도 앞바다 세월호 참사를 보면서 우리 관료사회의 무능함이 어떤 결과를 낳는지 정확하게 알 수 있었다.

사전에 충분히 막을 수 있는 문제들을 관료들이 업계와 한통속이 되고, 방치하고, 무관심해버리다 보니 결국 대형사고로 이어져 나라가 온통 쑥대밭이 되다시피 했다는 것을.

이들 전문가들의 지적이 옳다고 생각한다면, 아니 조금이라도 이유가 있다면 지금 당장 대국민 실태조사를 서둘러야 한다. 국민들의 산성수 음용을 담배처럼 생각하면 결국 건강보험재정을 거덜 내고 나서 후회하게 될 것이다. 꼭 명심해야 한다.

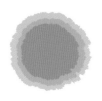

산성수는 독극물이다

산성음료를 마시고난 뒤 몸에 축척된 산성노폐물을 깨끗이 씻어내기 위해서는 33잔의 약알칼리의 물을 마셔야 한다는 실험 결과가 있다.

물을 많이 마시라고 하는 것은 역삼투압식 정수기에서 나오는 산성수를 마시라는 말이 절대 아니다. 바라건데 몸에 쌓인 산성노폐물을 산성수로 씻어 내겠다는 어리석은 생각을 가진 사람들이 없기를 바란다.

자꾸 '산성수'라고 하니 헷갈릴지 모르지만 쉽게 콜라를 연상해보자. 우리가 잘 알고 있는 콜라의 주성분은 인산의 pH가 2.8인 산성이다.

미국에서는 교통경찰들이 교통사고 현장에서 핏자국으로 얼룩진 도로를 세척할 때나, 또는 가정에서 기름 때로 얼룩진 옷 세탁과 지저분한 변기세척, 녹이 슬어 빠지지 않는 볼트를 뺄 때에 콜라를 많이 사용한다. 또 자동차의 앞 유리가 흐려졌을 때도 콜라를 이용한다. 어디 그 뿐인가? 콜라는 유리에 묻어있는 때는 물론 보통 크기의 못을 4일 내에 녹여 버릴 수 있다고 한다. 산(酸)의 힘은 이렇게 강력하다.

이 때문에 콜라의 농축액을 운반하는 트럭들은 독극물에 적용되는 유해물질 카드를 소지해야 한다. 우리가 심심찮게 먹는 콜라가 이정도일 것이라고 생각 해 본 사람은 별로 없었을 것이다.

이러한 무시무시한 음료를 매일같이 많은 사람들이 이유 없이 보충하고 있는 셈이다.

놀랍게도 미국에서 가장 많이 팔리는 펩시콜라의 아쿠아피나(Aquafina)와 코카콜라의 다사니(Dasani)는 천연 미네랄 워터가 아니고 수돗물을 역삼투압 방식으로 정수한 산성의 정제수라고 한다. 이러한 사실을 알고 있는 사람들이 거의 없을 것이다.

이는 가정에서 수돗물을 역삼투압 방식의 정수기를 통해서 정수한 물(산성수)이나 아쿠아피니와 다사니와 전혀 차이가 없다는 말이다.

그럼에도 많은 사람들은 유명회사이기 때문에 좋은 물일 것이라는 막연한 기대의식 때문에 수돗물보다 훨씬 비싸면서 건강에 좋지 않은 산성수를 열심히 마시고 있는 것이다. 이것이 바로 현재 우리들이 가지고 있는 물에 대한 상식이다.

이런 사실을 알고 있는 필자로서는 역삼투압 정수기 회사들의 광고나 관련 기사들을 보면서 충격을 받은 것이 한 두 번이 아니다.

침묵의 암살자
역삼투압 정수기

제발 여기에서
멈춰 주시오!

제2장

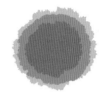

불행의 시작

1960년대, 전쟁이 끝나고 모든 것이 부족했다. 수돗물 역시 부족하여 여름이 되면 산동네, 달동네의 급수차 앞에 양동이를 든 사람들의 긴 행렬이 이어졌다.

그 후, 수년이 지나 대한민국은 전 세계가 놀랄만한 발전을 이루어 내고 헐벗고 배고픈 시절을 걷어냈다. 그렇게 경제가 발전하고 사람들은 이제 수돗물이 부족하지 않은 세상에 살고 있다. 모든 사람들이 배고픔을 벗어나 먹고 살만해졌다. 여기저기 부유층도 형성됐다.

하지만 급격한 경제성장은 커다란 후유증을 낳았다. 자연의 복수가 시작된 것이다. 여기저기 우후죽순으로 들어선 공장에서 온갖 오염물질과 폐수가 강을 죽이고 산과 들을 오염시켰다.

놀란 사람들은 그제야 허겁지겁 오염된 자연을 복구하려고 노력했다. 특히 인간에게 가장 필요한 대기와 물의 오염이 심각했다. 더구나 물은 가장 빨리 오염되었고 정화하기가 더욱 힘들어졌다. 언론에서는 식수원 오염 보도가 매일같이 쏟아졌다. 눈만 뜨면 식수원 오염 및 취수 유역 오염 보도가 국민들을 불안으로 몰고 갔다. 결국 이런 보도에 마취된 국민들은 수돗물을 먹어야 할지 아니면 먹지 말아야 할지 판단하기 어려운 지경이 됐다.

언제나 이런 상황에서 약삭빠른 사람들이 있다. 그들은 재빨리 국민들의 불안을 부추겨 '대동강 물 팔아먹은 봉이 김선달'처럼 물장사를 시작했다. 그리고 수돗물이든 우물물이든 물에 크게 구애받지 않던 사람들이, 이제는 넉넉해진 지갑으로 건강을 생각하며 물을 사 먹기 시작했다.

곧이어 전국에 물을 뽑는 수많은 구멍이 생기고, 생수공장들이 생겨나기 시작했다. 물통을 실은 차들이 시내 빌딩이나 아파트 등지에서 심심찮게 모습을 드러냈다. 제오라이트, 맥반석, 암반수라며 기능성 물들도 시장에 모습을 나타냈다.

그 와중에도 언론들은 연일 식수원 오염 보도를 쏟아냈다. 전국의 약수터가 수질검사 후 폐쇄되고 옹달샘까지 조토화 시켰다. 수돗물은 불안하고 약수터도 불안하고, 결국 물을 사먹거나 수돗물을 끓여 먹는 사태가 되었다. 아예 마음 놓고 마실 물이 없어져 버린 것이다.

그즈음 타는 불에 기름을 붓는 세력이 등장한다. 바로 정수기 회사들이다. 당시의 정수기 회사들은 일부 부유층을 대상으로 서서히 기지개를 켜고 있었다. 그리고 차츰 시장의 파이를 키워가던 그 정수기 회사의 일부에서 거대한 프로젝트가 시작됐다.

아름아름으로 알게 모르게 국민 속에 침투했던 정수기라는 기계가 드리워진 마각을 드러내기 시작한 것이다. 오염된 수돗물을 깨끗이 걸러 깊은 산속 옹달샘으로 만들어 주겠다는 위험한 물장난의 엑셀레이터에 넌지시 발을 올린 것이다.

자신들의 이익을 위해 국민들의 건강은 도외시한 거대한 프로젝트는 '비극의 시작'이었다.

그들은 정수기 판매를 위해 수돗물 불신을 부추겨 국민들이 안심하고 수돗물을 마시지 못하게 하려는 고도의 음모를 세웠다. 혹자는 '설마 그렇게까지 했겠느냐'고 말할지 모른다. 그러나 필자가 뒤에서 밝히는 대로 그들이 어떻게 영업을 했고 마케팅을 했는지, 어떻게 수돗물에 대하여 불신을 조장했는지 알고 난다면 모두가 깜짝 놀랄 것이다.

어쨌든 그들이 한 첫 번째 행동에는 언론에 막강한 영향력을 가진 인사들이 동원되었다. 이들은 언론사와 기자들을 포섭해 연일 수돗물 불신을 부추기는데 열과 성을 쏟았다.

얼핏 보기에는 상수원 오염보도인데 그 속내는 수돗물 불신을 부추겨 국민들이 수도꼭지에서 멀어지게 한다는 날카로운 발톱이 숨겨져 있었다.

결국 국민들에게 그 영향이 먹혀들어 물에 대한 분별력은 끝내 마비됐고 새로운 뭔가를 갈구하는 증세가 나타나기 시작했다. 수돗물을 대신해 안심하고 마실 수 있는 뭔가가 있다면 당장 지갑을 열 분위기가 최고조로 달아올랐다.

깜짝 놀란 정부가 해명과 반박, 수없는 반론을 제기하고 나섰지만 속수무책이었다. 결국 국민들은 수돗물에서 등을 돌렸다. 수돗물에서 금은보화가 나온다고 해도 믿지 않았다. 철저하게 짜 맞혀진 '수돗물 불신 프로젝트'는 놀라운 결과를 창출했다.

프로젝트의 가동력은 상상을 초월했다. 국민의 100%가 음용하던 수돗물이 동절기 수은주가 급강하하듯 순식간에 아래로 곤두박질쳤다.

그리고 1991년 3월 14일, 정수기라는 기계가 빛을 보는 운명적인 사건이 구미에서 발생했다.

영남의 젖줄인 낙동강에 페놀이 대거 방류된 것이다. 구미공단에 입주한 두산전자가 이날 무단으로 페놀원액 30톤을 낙동강으로 방류했고, 이틀 뒤인 3월 16일 대구 다사 수원지에 유입되면서 부산지역 식수원까지 치명상을 입힌 대형 사고였다.

무색무취의 페놀 수돗물이 대구와 부산시민에게 공급된 사상 최대의 수질오염 사건은 이 지역 사람들에게 막대한 물질적, 정신적 피해를 입혔다. 나라가 시끌벅적 해졌다. 특히 페놀 수돗물을 마신 많은 임산부들은 유산, 사산 및 기형아 출산 등으로 씻을 수 없는 상처까지 입었다.

여성단체들도 가세했다. 정부의 특단대책을 요구하는 목소리가 곳곳에서 터져 나왔다. 가뜩이나 상승곡선을 그리던 수돗물 불신은 이로 인해 일순간에 정점에 도달했고, 전국을 강타하는 결과를 가져왔다. 정수기 회사들은 만세를 불렀다.

결국 전 국민이 수돗물을 불신하는 결과를 페놀 사건이 확실하게 만들어 주고 만 것이다. 호시탐탐 대박을 노리고 있던 정수기 업체로서는 난데없는 호재였다. 정수기 업체들은 일제히 영업과 마케팅에 고속질주의 시동을 걸었다.

예상대로 국민들의 불안 심리를 자극한 마케팅은 대성공을 거두기 시작했다. 일순간에 떼부자 반열에 올라선 업체들은 진실을 숨긴 채 가려져 있던 마각을 유감없이 드러냈다.

국민들의 눈을 속여서라도 돈만 벌면 된다는 영업 전략이 수립

됐고, 이런 전략은 전국에서 독버섯처럼 활개를 치기 시작했다. 그러나 누구나 의심의 토를 달지 않았다. 전문가들은 물론이고 오히려 언론들은 정수능력을 뽐내는 정수기를 극찬하기까지 하는 진풍경이 벌어졌다.

정수기 시장은 폭발적인 성장가도를 맞았다. 삽시간에 집집마다 정수기가 들어섰고 매일 같이 주문이 폭주하는 현상이 벌어졌다. 그리고 그렇게 우리의 불행은 시작되었다.

역사에 가정은 없지만 그때 그 정수기가 제대로 된 정수기였다면 오늘 이 책은 쓰여지지 않았을 것이다.

우리가 어떤 일을 하는데 있어서 방향성만큼 중요한 부분은 없다. 아무리 열심히 노력해도 방향이 틀리다면 그 노력은 헛된 노력이 될 수 있다.

우리의 정수기가 그렇다. 처음부터 그 방향이 잘못됐다. 역삼투압의 산성수가 몸에 나쁜 것을 몰라서 그랬는지, 오염물만 걸러내면 미네랄이 없는 물이라도, 산성수라도 상관이 없다고 생각했는지, 처음부터 잘못된 방향인줄 알고 그랬는지, 아니면 조금 지나 방향성이 잘못됐다는 것을 알고도 밀어 부쳤는지(돈이 잘 벌리니까), 알 수는 없다.

국민 건강에 막대한 책임을 지고 있는 정부 부처들은 애초에 역삼투압 정수기의 허가를 내 준 것에 대하여 책임을 모면하기는 어려울 것이다.

하지만 그때 우리의 정수기 시장에서 약알칼리수 정수기로 시작했다면, 그래서 약알칼리수 정수기가 시장에서 성공적으로 정착했다면, 오늘날 산성수에 국민의 건강이 망가지는 일은 없었을 것이다. 처음 잘못 끼워진 단추는 영영 고칠 길이 없이 이제 전 국민들에게 엄청난 재앙이 되고 말았다. 이것이 우리의 불행이다. 불행하게도 역삼투압식 정수기는 20여년간 모든 국민에게 산성수를 들이 부었다.

그 정수기가 제대로 된 정수기였으면 얼마나 좋았을까. 건강을 지키려다 되레 건강을 해치고 있는 국민들이 제대로 알고 물을 선택했으면 얼마나 좋았을까? 진실로 아쉬운 것은, 그런 점이다.

국민들은 정수기에 대해 무지했다. 지금도 물보다는 디자인이나 광고에, 영업 전략에 속아 귀중한 자신의 건강을 내팽개치듯 하고 있다.

오늘날 정수기를 팔아 대기업으로까지 성장한 기업들은 과연 양심을 지켜왔을까. 지켰다면 얼마나 지켰으며, 지키지 않았다면 도대체 얼마나 비열한 짓을 했을까?

이건 아니다! 결단코 아니다.

역삼투압 정수기의 시작

최초 역삼투압 방식의 정수기가 만들어진 것은 2차 세계대전 중이던 1940년대 초 무렵이다. 태평양전쟁을 치르던 미국 해군에 의해 개발됐다.

전쟁 중 마시는 물이 절대적으로 필요했던 미 해군이 당시 바닷물의 염분을 제거해 담수(강이나 호수의 물처럼 소금기가 없는 물)로 바꾸기 위해 개발한 것이 바로 역삼투압 방식의 정수기다.

역삼투압 정수기가 개발된 이때만 해도 정수기의 기능은 단순히 염분을 제거한 후 그 물을 담수로 바꾸는 정도였다.

이러한 정수기가 국내에 처음 소개된 것은 6.25 한국전쟁 당시로 이 역시 미국 해군이 사용하던 것이 시초다.

이런 정수기들은 초기에는 상품화 되지 못하다 1968년에 들어서며 국내에서도 상품화 바람이 조금씩 불기 시작했다. 그러나 판매는 극히 제한적이었다. 이러던 것이 1980년대 후반에 접어들면서 가정이나 사무실 등에 서서히 보급되기 시작했다.

1989년 1월 서울 성동구 성수2가에 한성물산주식회사 설립에 이어 같은 해 5월엔 한국 코웨이 주식회사가 설립됐다.

웅진코웨이는 1년 후인 1990년 4월 'LIFE SPRING 정수기'를 개발해 최초로 판매를 개시했다. 그러나 당시 사회 상황은 먹는 물에 대한 불신이 깊지 않는데다 언론 역시 수돗물 불신에 큰 영향을 미치지 않는 때라서 역삼투압 정수기는 큰 인기를 끌지 못했다.

그러던 중 국민들이 정수기로 눈을 돌리는 결정적인 대형 사건이 터졌다. 바로 1991년 3월14일과 4월 22일 두 차례에 걸쳐 발생한 낙동강 페놀오염사건이다.

이때 국민들 사이에서 일순간에 수돗물 불신 수치가 급증하는 현상이 벌어졌다. 너나 할 것 없이 수돗물을 대체할 개체를 찾는 변화가 일어난 것이다. 그리고 호기를 맞은 웅진코웨이(현재 코웨이)는 정수기 임대사업을 본격화했고, 언론의 수돗물 불신 기사들이 터져 나오면서 정수기 시장이 본격적으로 열리는 계기를 맞는다.

정수기에 대한 계념이 별로 없었던 당시는 무조건 정수기가 걸러낸 물은 깨끗한 물로 인식하던 시대였다. 때문에 일부 업자들은 제오라이트, 백반석, 황토지장수 방식 등 다양한 방식의 정수기능을 가진 제품들을 출시하며 시장에 가세했다.

하지만 이들은 시장에서 건재하지 못하면서 유독 역삼투압 정수기를 생산해내는 웅진코웨이만 탁월한 마케팅 기법으로 시장에서 득세하기 시작했다.

웅진코웨이는 1992년 3월 양재동 소재 은석빌딩으로 사옥을 이전하고 정수기 개발과 TV광고를 시작하면서 시장 점령에 착수했다.

같은 해 LIFE SPRING 정수기 판매에 이어 5월 지하수용 정수기 UG-335 판매를 개시했다. 9월에는 코웨이 정수기 업소용 아크릴판 제작 무상 설치를 실시하고, 10월에는 코웨이 컴팩 정수기를 개발과 함께 시판에 맞춰 TV광고를 실시했다.

웅진코웨이는 1993년 1월 웅진코웨이 환경기술연구소를 설립하고, 3월에는 웅진코웨이 언더싱크 정수기를 시판했다. 이어 10월부터는 코웨이 정수기에 대한 신문광고와 TV광고를 제작하여 11월부터 코웨이 컴팩 냉온 정수기를 홍보했다.

이때 웅진코웨이 냉온 정수기 'WHCHP-8050'도 발매하는 등 지속적인 제품 출시와 광고로 정수기의 전성시대를 맞는다.

이때까지만 해도 국민들은 역삼투압 정수기가 뭔지, 또 거기에서 나오는 물은 뭔지 알 턱이 없었다. 그저 광고에 현혹돼 남이 사니 나도 산다는 식으로 역삼투압 정수기를 구입하기 시작했다.

역삼투압 방식의 정수기는 결국 미 해군에 의해 개발돼 바닷물을 담수하던 것이 우리나라에 들어와서는 사람들이 음용하는 정수기가 된 셈이다.

이후 오랫동안 비밀에 붙여진 '역삼투압 정수기=증류수=산성수'라는 사실이 백일하에 드러난 지금까지도 코웨이의 독주는 이어진다.

뛰어난 마케팅과 엄청난 광고비의 물량공세로, 도전하는 수많은 기업들을 패배시키며 지금도 건재하고 있으며 시장의 약 80% 정도를 역삼투압 정수기가 장악하는데 혁혁한 공을 세우고 있는 것이다.

어떤 회사가
역삼투압정수기를 만드나?

역삼투압 정수기를 만드는 회사는 코웨이(구, 웅진코웨이), 청호나이스, 동양매직, LG전자가 대표적이다. 이들 회사들이 현재 정수기 시장의 70~80%를 차지하고 있다.

재미있는 것은 2015년 현재 역삼투압 정수기의 문제점을 일찍부터 알고 있던 코웨이가 얼마 전까지 그렇게도 배척하던 중공사막 방식의 정수기를 개발, 역삼투압 방식과 같이 판매하고 있다는 점이다.

한술 더 떠 동양 매직 같은 경우는 역삼투압 방식과 중공사막 방식, 전기 분해 이온수기를 같이 판매하고 있다.

도대체 어떤 물을 먹으라는 것인지 소비자를 헷갈리게 하고 있다. 그야말로 국내 정수기 시장의 난맥상을 그대로 보여 주는 것 같다.

국내 정수기 시장의 역삼투압 정수기의 시초는 웅진코웨이이며, 이후 청호나이스가 시장에 진출했다.

웅진코웨이가 승승장구를 하던 1995년 청호나이스가 열전소자 반도체 냉각방식을 적용한 초저소음의 냉정수기 'CH-TEC'를 출시한데 이어, 2004년 얼음정수기 '아이스콤보'를 출시했지만 큰 빛을 보지는 못했다.

2001년 8월 청호정밀(주)과 청호나이스(주)가 합병한 후 다음 해인 2002년 1월 청호나이스는 또다시 정수기 '프리미엄 시리즈'를 출시한다. 이 역시 큰 성과를 나타내지 못하자 2006년 5월 이과수(IGUASSU) 브랜드 론칭에 이어 6월 '이과수 냉온정수기 II'와 '이과수 냉정수기'를 출시하면서 시장 확장을 본격화하기 시작했다.

웅진코웨이와 청호나이스가 역삼투압 정수기 시장과 전체 정수기 시장을 주도하며 외연을 확대하던 2009년 4월경 대기업인 LG전자가 역삼투압 정수기를 생산하며 시장에 가세했다.

뒤늦게 역삼투압 정수기 시장에 뛰어든 LG전자의 경우는 굳이 역삼투압 정수기를 만들지 않아도 된다는 일부의 지적에도 결국 이미 큰 시장을 형성하고 있는 역삼투압 방식을 선택했다.

하지만 대기업의 정수기 시장진출이라는 관심 속에서도 시장 점유율은 생각보다 늘지 않았다. 역삼투압 정수기 시장에서의 코웨이의 벽이 얼마나 탄탄한지 실감할 정도다.

한국정수기협동조합에 따르면 국내 정수기 시장에서 코웨이는 38.3%, 청호나이스 9.4%, LG전자 4.4%의 점유율을 기록한 것으로 집계하고 있다. 그러나 업계는 코웨이가 약 50%, 청호나이스 14%, LG전자 6%정도 등 협회보다 점유율을 높게 보고 있다. 문제는 이러한 통계가 얼마나 엉터리인지 갤럽리서치의 다른 조사를 보면 또 다른 것을 알 수 있다.

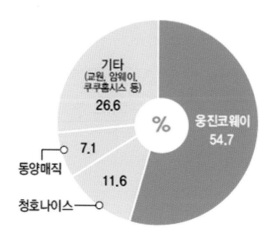

국내 정수기 시장 점유율 자료: 갤럽리서치

※전체 규모 1조5000억원 추산. 2011년 하반기 기준

기타
(교원, 암웨이,
쿠쿠홈시스 등)
26.6

7.1
동양매직

11.6
청호나이스

웅진코웨이
54.7

%

어쨌든 코웨이가 여전한 강자임은 분명한 사실이며 현재 조합에 등록된 정수기 업체 수는 99개로 나와 있다. 여기에 아직 조합에 가입하지 않았거나 이온수기업체(의료기기라서 정수기 조합에 가입이 안 되고 있다)까지 합치면 약 200여 개의 정수기 회사들이 난립해 있다.

국내 정수기의 전체 보급율은 58~60% 가량인 것으로 추산되고 있다.

'미네랄 필요 없다'더니
왜 미네랄 나오는 정수기 만들었나?

지난 2012년 9월 6일. 서울 소공동 소재 웨스틴조선호텔에서는 정수기 신제품과 관련 기자간담회가 열렸다.

코웨이(당시 웅진코웨이)가 레오나르도 다빈치의 천재성을 모티브로 한 '다빈치 정수기(모델명:CHP-010E)'를 출시하기 위해 기자들을 초청한 것이다.

이날 기자간담회에서 웅진코웨이 홍준기 사장은 "(신제품)다빈치는 기존 정수방식의 장점을 극대화하고 탱크를 없애 위생문제를 완벽히 해결했다"며, "정수기 시장의 고민과 논란[6]을 한 번에 잠재울 수 있는 현존하는 최고 기술의 프리미엄 정수기"라고 소

---

6) 고민과 논란 : 이 말이 바로 코웨이의 어려움을 극명하게 표현한 말이다. 산성수이며 미네랄이 없다는 것, 그것이 문제점이며 '코웨이도 익히 알고 있지만 어떻게 할 수 없어서 계속 '고민'은 하고 있었다'는 코웨이의 입장을 그대로 고백하는 말이다. '논란'이란 표현 역시, 저수조(물탱크)가 가지는 취약점, 이전의 저수조를 가지고 있는 정수기는 위생문제가 있다는 것을 스스로 고백하는 말이다. 즉, 저수조를 가진 코웨이 정수기는 위생에 문제가 있고 세균의 증식 문제 역시 알고 있었다는 말이다.

개했다.

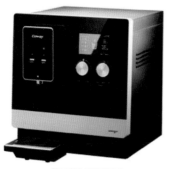
웅진 코웨이 다빈치 정수기

회사 측은 다빈치는 RO(역삼투압)와 UF(중공사막) 필터방식의 장점을 결합한 '전기 탈 이온 방식'이 적용된 냉온정수기라고 설명했다.

회사 측이 말하는 전기 탈이온 방식은 이온교환 멤버레인 필터에 전기를 걸어 높은 제거율과 풍부한 유량을 구현해내는 정수 시스템이었다. 즉 전기적인 힘을 조절해 RO급(역삼투압 필터방식)에서는 '순정수(기존의 미네랄이 없는 산성수)'가 나오고 UF급(중공사막 필터방식)에서는 '청정수(미네랄을 함유한 약알칼리수)'를 생성하기 때문에 소비자의 취향에 따라 물 종류를 선택할 수 있다는 말이었다.

이게 무슨 '자다가 남의 다리 긁는 소리'인가? 결국 역삼투압 정수기에 중공사막 정수기를 붙인 꼴이 아닌가?

필자의 기억에는 아직도 생생한데 불과 2년 전인 코오롱과의 전쟁을 잊었단 말인가?

2000년 코오롱은 '미네랄은 통과시키면서 세균은 걸러주는 중공사막 방식이 이상적인 정수방식'이라며 정수기 시장에 진출했다. 당시 코오롱은 "(역삼투압 방식의)증류수에 가까운 깨끗한 물보다는 (중공사막 방식의)미네랄이 살아 숨 쉬는 살아 있는 물을 마셔야 한다.", "미네랄까지 모두 걸러버리는 역삼투압 방식으로 정수한 물은 '죽은 물'이고 중공사막 방식으로 정수한 물은 '살아 있는 물'이다." 등 거센 광고전을 벌였다. 그러자 당시 웅진코웨이를 비롯한 역삼투압 정수기 제조사들은 "중공사막에 박테리아나 바이러스가 기생할 수 있으며 중금속이나 석회성분을 걸러내는 데 약점이 있다"며 중공사막 정수기를 공격했었다. 결국 역삼투압 방식 정수기 제조사들의 역공으로 중공사막 방식의 코오롱은 고전을 면치 못하고 스스로 문을 닫는 수모를 겪어야 했다.(뒤에 '중공사막 방식 정수기의 반격과 실패'에서 자세히 다루고 있다) 그런데 이제 와서 '현존하는 최고 기술의 프리미엄 정수기'라며 내놓은 정수기가 중공사막 방식을 껴 붙인 짝퉁이라니, 어이가 없다 못해 기가 막힐 일이다.

또 회사 측은 '순정수(기존 역삼투압)'의 경우는 유해물질 제거율 99.0%의 기존 RO정수기의 성능은 유지하면서 유량감소와 생활용수 발생을 최소화 했다고 강조했다.(이 말도 그동안은 '정수 되는 물보다 버리는 물이 엄청났다'는 것을 스스로 인정하는 말이다)

회사 측은 이어 다빈치는 친환경 에너지 절감 측면에서도 생활용수 발생을 최소화 했을 뿐 아니라 필요시에만 가열해 사용하는 순간가열시스템으로 기존 정수기 대비 85% 이상 에너지 절감이 가능하다고 자랑했다.(에너지 절감 기술은 기특하지만 정수기가 나오는 물이 중요하지, 전기료가 중요한가?)

필자의 이런 생각과는 달리 기자회견은 예상대로였다. 정수기가 가지고 있는 문제점을 제대로 알지 못하는 많은 언론사 기자들은 앞 다투어 웅진코웨이의 신제품 다빈치를 천재 정수기로 대서특필했다.

기계적 식견이 부족한 국민들이 보기에는 마치 엄청난 제품이 나온 것으로 착각하고도 남는 홍보였다.

하지만 어떻게 포장해도, 기술력과 새로운 시스템은 그렇다 치더라도, 그동안 역삼투압 정수기를 생산 보급하면서 가장 큰 문제점으로 지적됐던 산성수와 미네랄이 없는 물, 즉 증류수의 문제는 여전히 해결하지 못했다는 사실은 변하지 않는다.

이미 드러났듯이 웅진코웨이 측이 가장 시급히 해결했어야 하는 문제는 산성수 문제와 미네랄이 없는 물의 문제점을 해소했어야 옳았다.

물론 신제품 다빈치가 중금속은 제거하고 미네랄을 남기는 신개념 정수수로 유해물질 제거능력이 떨어지던 기존 UF(중공사막)방식을 보완해 '청정수'를 음용토록 했다고 반박할 수도 있다.

웃기는 것은 그동안 수도 없이 미네랄이 없는 산성수는 몸에 해롭다고 주장했지만 웅진측은 "미네랄은 식품을 통해 섭취하면 된다"고 반박해왔다.

그것도 모자라 "물에 함유돼 있는 미네랄은 체내에서 흡수가 되지 않는 무기 미네랄이 대부분이며 물을 아무리 많이 마신다고 해도 물속 미네랄은 체내에서 약 1% 미만만 흡수되기 때문에 건강과는 무관하다"고 주장해왔다.

결국 미네랄 문제만 나오면 이렇게 반박했던 웅진코웨이 측이 기존 UF(중공사막)방식을 보완해 '청정수'를 음용토록 했다고 한 것은 미네랄이 있는 물이 없는 물보다 좋다는 것을 스스로 증명한 셈이 됐다.

웅진코웨이는 미네랄이 없는 산성수를 국민들이 20여 년간 음용토록 할 때는 역삼투압방식의 물이 최고인양 광고를 해 왔다. 또 미네랄 문제만 나오면 터부시 해왔다. 그러던 웅진코웨이가 갑자기 미네랄이 있는 '청정수'를 선전하는 것은 기존의 코웨이 애용자들을 두 번 울리는 것이나 다름없다.

역삼투압방식의 정수기 물이 세상 최고인양 광고를 해 이를 믿고 산 소비자들은 일격에 뒤통수를 맞은 것이나 다름없이 되었다.

정수기는 방식도 중요하지만 결국은 사람이 직접 마시는 물이 가장 중요하다는 것은 백번을 강조해도 지나침이 없다.

만약 웅진코웨이가 지난 20여 년간 요지부동 격으로 극찬했던 깐깐한 물인 미네랄이 없는 산성수가 최고라면 굳이 미네랄이 있는 방식의 정수기를 만들어 낼 이유가 없다.

또 "식품에서 충당하면 된다"던 미네랄을 출수하기 위해 굳이 중공사막 필터를 부착할 이유 역시 없는 것이다.

혹시라도 웅진코웨이가 물에서 나오는 미네랄의 영향을 신제품 다빈치를 통해 인정한다면 이는 결국 기존의 역삼투압 정수기 구입자들에게 "미네랄은 음식에서 충당하면 된다"고 한 것이 거짓말이 되는 것이다.

'현존하는 최고 기술의 프리미엄 정수기'라며 '다빈치'를 만들어 마치 전혀 새로운 정수기가 나온 것처럼 홍보해 자신들의 치부를 가리려 한다면 국민들은 결코 용서하지 않을 것이다.

또한 다빈치 같은 방식이라면 굳이 기존 정수기를 갈아탈 이유가 없다. 시중에 나와 있는 중공사막 방식의 정수기를 하나만 사용하면 된다. 다빈치 정수기에서 나오는 두 가지 물 중 하나는 역삼투압 방식에서 나오는 물이며, 다른 하나는 중공사막 방식에서 나오는 물이기 때문이다.

에너지 절감, 직수시스템, 순간가열, 순간냉각기술 등 최신기술의 대체는 박수를 받을 만하다.

그러나 정수기의 핵심이라고 할 수 있는 물의 문제를 해결하지 못한 채 역삼투압 방식에 중공사막 방식을 결합한 다빈치를 천재 정수기인양 국민을 현혹하는 것은 바람직하지 않다.

역삼투압 방식의 정수기가 이 땅에서 사라질 때까지 적어도 웅진코웨이만은 미네랄이 없는 산성수를 최고의 물로 고집해야 한다.

역삼투압 정수기물에 중공사막 정수기 물을 보태 국민들에게 "니 입맛대로 고르세요"식으로 선택을 하라고 하는 것은 또 다른 혼란을 야기하는 것이다.

적어도 국민의 생명과 건강을 담보로 돈을 벌어 온 웅진코웨이라면 지금이라도 "미네랄은 음식에서 섭취하면 되지, 왜 정수기 물에서 섭취하느냐"고 한 25여 년간의 주장에 대해 국민이 납득할 만한 설명은 하고 넘어가야 한다.

그래야 신제품 다빈치 정수기의 '청정수'(미네랄)를 먹어야 할 지 아니면 먹지 않아도 되는 것인지 국민이 알 것 아닌가. 손으로 얼굴은 가려도 하늘은 가릴 수 없을 것이다.

웅진, 청호정수기
물 채수 후 pH실험 실시

이 자료는 이미 오래전부터 가지고 있었지만 지금에야 공개하는 것은 실명을 거론해야 하는 문제 때문이었다. 하지만 필자의 책이 나온 후에도 전혀 개선의 의미가 없다는 판단 아래 공개하기로 마음먹었다. 먼저 2009년 4월 29일에 실시한 실험 결과를 보자.

1. 실험목적
역삼투압 정수기의 pH를 측정하여 '먹는 물' 법규 범위(5.8~8.5)에 적합한지 여부확인.

2. 실험방법
채수한 물을 pH측정기로 2회 실시하며, 지시약으로 색깔반응도 관찰.

3. 실험결과

업체명	모델명	실험결과	채수장소	비 고
청호	불문명	5.67	00산부인과	
청호	Y2K	6.14	00농협	
청호	이과수	6.12	00농협	
웅진	CHP-05CL	6.26	00농협	
웅진	CHP-8800	7.28	00LG전자 서비스	
웅진	CHP-8800	6.91	00백화점	
웅진	CHP-8800	7.46 (이물질)	00장군 감자탕	
웅진	CHP-05CU	7.50	00농협	
웅진	CHP-8800	6.10	00도서관	
웅진	CHP-8800R	6.76	00E-마트	
웅진	CHP-8800	6.78	00백화점	
웅진	CHP-05CL	6.76	00병원	
웅진	CHP-06ED	7.50	00약국	

- 웅진, 청호 정수기 PH실험 -

다음 자료는 2012년 9월 12일 실험한 결과이다.

1. 실험목적
역삼투압 정수기의 pH를 측정하여 '먹는 물'법규 범위(5.8~8.5)에 적합한지 여부확인.

2. 실험방법
채수한 물을 pH측정기로 2회 실시하며, 지시약으로 색깔반응도 관찰.

3. 실험결과

업체명/ 채수장소	모델명	실험결과		비 고
		PH	TSD	
웅진/ 00농협	CHP-531N	6.98	71	
웅진/ 00도서관	CHP-8800	7.25	67	

웅진/ 00E마트	CHP-650R	6.23 (RO 후단 필터에 의 해서 pH상승 추정)	3	
청호/ 00산부인과	에트르비앙-3	6.08	5	

- 역삼투압정수기 pH테스트 결과 -

업체명	모델명	pH결과	TDS	비 고
웅진 코웨이	모델명확인불가	5.70	4	
웅진 코웨이	CHP-05CU	7.63	97	
웅진 코웨이	CHP-06CU	7.66	109	

청호 나이스	CHP-3660S	5.61	3	
청호 나이스	CHP-3800S	5.60	2	

위의 조사표에서 의외로 높은 수치의 pH를 발견할 수 있다. 이러한 경우는 저압용 필터를 쓴 결과라고 볼 수 있다는 것이 필자의 의견이다. 아래 글 '시사매거진 2580'을 인용한 글에 자세히 나오지만 저압용이란 가압 펌프로 물을 밀어주지 않아도 수돗물이 정수될 수 있도록 구멍을 더 크게 만든 필터이다.

당연히 구멍이 더 크면 순수한 물분자와 함께 다른 오염 성분도 빠져나올 수 있다는 얘기이다.

이러한 사실을 '시사매거진 2580'에서는 이미 2000년 4월에 방송을 하여 소비자의 주의를 환기시켰지만, 늘 그렇듯 진실은 광고 속에 파묻히고 말았다. 참으로 개탄스러운 일이다.

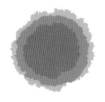

미네랄이란 무엇일까?

지금껏 필자는 역삼투압정수기의 단점에 대하여 이야기했다. 미네랄이 없고, 산성수를 만들어내고, 임산부와 아이들은 절대 먹어서 안 되는 물이고, 암을 유발하는 등 각종 성인병의 원인이 아닌가하는 의혹을 얘기했다.

이러한 의혹의 가장 중심에는 미네랄이 있다. 그렇다면 미네랄은 무엇이고 왜 미네랄이 중요한지, 미네랄이 있고 없고의 차이가 무엇인지, 미네랄의 역할과 효능에 대해서 알아보자.

인체는 4대 주요 원소가 약 96%를 차지하고 있다. '탄소C, 수소H, 산소O, 질소N(탄수화물, 지방, 단백질, 비타민)'가 그것이다.

이 4대 주요 원소를 제외한 나머지 모든 원소가 미네랄이다. 미네랄은 인체의 약 4%를 차지하는 미량이지만 없어서는 안 될 중요한 역할을 한다.

즉, 미네랄은 우리 몸의 복잡다단한 화학 반응 모두의 스위치 역할을 한다고 생각하면 이해하기가 쉽다. 그래서 소량이지만 꼭 필요한 물질이 바로 미네랄이다.

미국의 생화학자 Pauling 박사는 '인체는 72종류의 미네랄을 필요로 한다'며 필수 미네랄이 충분 또는 부족할 때 인체에 문제가 생긴다고 말한다.

주요 미네랄로는 하루 필요량이 100mg 이상으로 미네랄 중 90%를 차지하는 나트륨(Na), 칼슘(Ca), 인(P), 마그네슘(Mg), 칼륨(K), 유황(S), 염소(Cl) 등 7가지가 있다.

하루 필요량이 100mg 미만으로 미네랄 중 10%를 차지하는 미량 미네랄은, 비록 양은 적으나 많은 효소작용은 물론 생명활동에 꼭 필요한 미네랄로 망간(Mn), 코발트(Co), 요오드(I), 붕소(B), 게르마늄(Ge), 리튬(Li), 질소(Ni), 몰리브덴(Mo), 바나디움(V), 규소(Si), 스트론튬(Sr), 주석(Sn), 불소(F), 치탄(Ti), 루비듐(Rb), 바륨(Ba), 텅스텐(W),알루미늄(Al), 철(Fe), 아연(Zn), 구리(Cu), 셀레늄(Se), 크롬(Cr), 니켈(N i), 풀루오르(F) 등이다.

이러한 필수 미네랄이 충분하거나 또는 부족할 때 우리 몸에서는 어떤 일이 벌어질까? 필수 미네랄이 충분하면 유해 미네랄의 흡수를 방지하며, 설사 체내에 유해 미네랄이 들어와도 결합을 방해하여 체외로 배출을 촉진한다. 필수미네랄이 부족하면 세포나 조직에 정착하여 장해를 유발하는데, 예를 들어 철분이 부족할 때 헤모글로빈에 철 대신에 수은 등이 결합된다.

미네랄이란 주로 광석(특히 흑운모)에 포함된 광물질들이다. 여기에는 반도체를 만드는데 필요한 게르마늄이나 우리가 잘 알고 있는 철, 망간 등의 여러 가지 요소가 있으며 이들은 지하수가땅

속을 흐르며 돌이나 암반에서 조금씩 녹아서 물에 포함되고 또 땅에도 흡수된다.

	설명	미네랄 이름
주요 미네랄	하루 필요량이 100 mg 이상으로 미네랄 중 90%를 차지.	Ca, Mg, Na, K, P, Cl, S (7가지)
미량 미네랄	하루 필요량이 100 mg 미만으로 미네랄 중 10%를 차지. 비록 양은 적으나 많은 효소작용은 물론 생명활동에 꼭 필요한 미네랄.	Fe, Zn, Mn, Cu, Se, Cr, I 등

이런 미네랄들은 생명을 가진 모든 생명체에는 꼭 필요한 요소이다. 하지만 조금씩 땅에 스며드는 양보다는, 대단위 농업 등에 의해서 식물에 흡수되어 없어지는 양이 많기 때문에 지금 지구상의 모든 농토의 미네랄 성분이 거의 고갈 되었다고 해도 과언이 아니다.

이러한 미네랄 성분이 토양에 없으면 아무리 다른 종류의 비료를 풍부하게 주더라도 식물은 영양분을 충분히 흡수할 수 없으며, 뿌리가 약하고 생장이 느리고 수확도 줄어 든다.

더군다나 화학농법으로 말미암아 토양의 미네랄 싸이클의 붕괴가 심각하다. 토양의 미네랄 싸이클은 퇴비나 가축의 분뇨 등 유기질 비료에 의해서 유지되는데 화학농법으로 미네랄 싸이클이 차단된 토양에서 생산된 농산물에는 미네랄이 결핍되어 있을 수밖에 없는 것이다.

이와 같은 농산물을 먹을 수밖에 없는 현대인의 몸의 미네랄 싸이클 역시 붕괴 될 수밖에 없다. 날로 격증에 가고 있는 성인병과 현대인의 반 건강(半健康)상태의 가장 큰 원인이 바로 이 미네랄의 결핍 때문이라고 연구진은 말하고 있다.

그래서 우리는 유기 농산물을 찾고 친환경 농법을 선호하면서 그것들에 대해 비싼 가격에도 기꺼이 값을 지불한다.

지구상에 존재하는 미네랄의 종류는 대략 70여종으로 알려져 있다. 과학이 발달하기 전에는 사람이 복용하는 미네랄은 음식에서 흡수되는, 대부분 유기미네랄이었다. 하지만 과학이 발달하면서 인체에 투여되는 미네랄도 무기물을 많이 사용하게 되었다.

현재 의약품에 함유된 미네랄은 무기물이 많다. 물론 필요한 만큼의 미네랄 섭취를 목적으로 한 것이며, 인체에 해로운 것도 없다. 인체에 흡수된 미네랄은 유기물이든 무기물이든, 일시적으로 이온화되었다가 필요한 상태의 유기물로 재결합되어 체내의 필요한 부분에서 효소의 역할을 한다거나 조직에 침착된다.

물론 미네랄의 특성 때문에 흡수과정에서 유기물이 흡수력이 좋은 경우는 있다. 하지만 필요한 미네랄이 유기물로 없을 경우 무기물로 섭취하여야 한다. 문제는 인체에 해롭거나 과량의 미네랄만 피하면 된다고 한국분자교정학회에서는 이야기한다.

미네랄의 주요 효능	
체내 조직을 만든다	뼈 : Ca(95%), P(85%), Mg(60%)
체내 효소를 활성화	효소작용에서 스위치 역할(Mg, Zn)
비타민을 활성화	미네랄이 없으면 비타민도 소용없다
호르몬을 만든다	단백질/지방을 재료로 호르몬 합성 시
체내 pH를 약알칼리성으로 유지	pH 7.4 유지(Ca, Mg, K, Na)
세포의 침투압을 조정	세포 내부(영양분), 외부(노폐물 배출)
세포까지 영양분을 인도	소장에서의 포도당 흡수(Na)
신경 작용을 조절	신경전달물질 방출(Ca, Mg)

미네랄의 영양효과	
작용하는 미네랄 기호	영양효과
Si, 칼슘(Ca), 마그네슘(Mg), 칼륨(K), Fe, Mn, Ti, 나트륨(Na), 인(P), Zn, S	신체성장촉진, 신진대사의 활성화, 세포의 신생, 세포노화방지 및 치료
Si, 칼슘(Ca), K, Fe, Zn, 나트륨(Na), 칼륨(K)	위장강화, 영양섭취
Si, 칼슘(Ca), Mn, 인(P), Zn	골격 및 치아건강
칼슘(Ca), Fe, Zn, Cu	소염작용, 저항력 부여
칼륨(K)	장기의 건강과 보존 및 시력감퇴 방지
요오드(I)	갑상선 기능조절
칼륨(K), Mn, Fe, Zn, V, Ti, 인(P), 마그네슘(Mg), Cu, 칼슘(Ca), Co	조혈, 출혈방지, 말초혈관강화, 동맥경화예 방 및 치료, 심장강화, 혈압조절
Zn, Mn, 마그네슘(Mg), Cu	생식기능의 점진, 호르몬조절, 불임 및 불감 증 해소 (성적활력을 소생시킴)
칼륨(K), Fe, Mn, V, Ti, 칼슘(Ca)	신경세포의 강화, 노화방지, 신경통 및 신경 마비 예방과 치료
Si, 칼슘(Ca), 마그네슘(Mg), 칼륨(K), Fe, S	피부점막 및 모발의 건상, 피부건강의 외적 조건 조절
칼슘(Ca), Fe, 인(P), 마그네슘(Mg)	탄력 있는 근육조성, 체형의 조절과 균형유지
칼슘(Ca), 마그네슘(Mg), 칼륨(K), Fe, Zn, Mn, 나트륨(Na)	간장, 신장, 췌장 기능강화, 체내해독, 배설 및 당분조절, 신체조절
Zn, Fe, Mn, 마그네슘(Mg), Cu, Cr, Sr, 나트륨(Na), 칼륨(K), Co	인체효소생성조절, 혈색소 기능조절, 탄수 화물 이화작용
비타민 A, C, D (젖산, 구연산 등)	무기질 식물의 체내 흡수작용, 신체성장, 신진대사조절, 피부의 노화방지, 지방대사, 단백질대사 촉진작용 등의 영양작용, 시각강화

또 하나 물에 담겨 있는 미네랄이 중요한 이유는, 이온 상태인 물속 미네랄은 인체에 쉽게 흡수 된다는 점이다. 음식물로 섭취하는 미네랄보다 더 빠르게 흡수되어 매일 섭취해야하는 모든 미네랄의 10~30%를 충족시킨다.

물속의 천연 미네랄은 인체에 바로 흡수되어 체액의 pH값이 균형을 유지하도록 도와주므로 물은 채소나 과일보다 더 훌륭한 중화제가 되는 셈이다.

이처럼 미네랄은 우리 몸에서 가장 중요한 역할을 한다. 역삼투압 정수기의 문제점은 바로 이 부분이다.

앞에서 필자는 '역삼투압 정수기의 물은 이온성 물질에 대해 99%에 가까운 제거율로 미네랄 성분 등이 완전히 제거됨으로 증류수에 가까운 물이고, 산성화(pH5.5)돼 마시는 물로는 적절하지 않은 산성수'라고 말했다.

다시 말해 산성수라서 미네랄이 없는 것이 아니라 미네랄이 없기 때문에 산성수가 된다. 때문에 울산MBC의 특집 프로그램도 '워터시크릿-미네랄의 역설'이라는 제목을 붙인 이유가, 인간이 마시는 물에 미네랄이 없다는 것이 얼마나 위험한 문제인지를 부각시키기 위한 것이다.

미네랄이 없는 증류수의 물은 공기 중 이산화탄소가 녹으면서 산성수가 된다. 따라서 물이 약알칼리성을 띤다는 것은 물에 미네랄이 녹아 있다는 증거이다.

다시 얘기했지만, 한때 중공사막방식의 정수기 회사들이 역삼투압방식 정수기 회사들의 물에 미네랄이 없는 것에 대해 공격하자, 역삼투압방식 정수기 회사들은 이렇게 주장했다.

"인체가 필요로 하는 미네랄은 아주 적은 양이며 그 정도 미네랄은 다른 야채나 과일, 음식물 등에서 섭취하면 된다."

그럴 수만 있다면 얼마나 좋을까. 하지만 안타깝게도 현대인들의 식단은 그렇게 풍부한 미네랄을 제공하지 않는다.

이미 몇 십 년 전부터, 즉 1936년 미 국회 상원문서 264호는 '우리의 농토와 강우, 토양은 미네랄이 고갈되어 거기서 나는 곡식이나 과일 및 열매 등에는 미네랄이 부족하기 때문에, 이것을 먹는 사람들은 미네랄 결핍증에 걸린다'고 발표했다.

국제환경개발회의(1992년)는 '과거 100년간 세계의 농지에서 미네랄 함량이 55%~85%만큼 감소했다고 밝혔다.

또 일본의 '식품표준성분표'를 참조하면 1950년에서 2000년 사이에 100g 중 철의 함유량이 무는 1/5, 시금치는 1/6, 인삼은 1/10로 감소했다고 한다.

한편 한국원자력연구소의 박영재 박사는 이미 우리 식품 중 곡물이나 야채는 과거보다 미네랄 함유량이 약 1/50에서 1/100로 줄었다고 말한다.

이게 무슨 말인가 하면 '식물이 미네랄을 비롯한 토양 속의 영양소 흡수를 위해서는 미생물의 도움이 필요한데, 화학비료의 과다 사용으로 미생물이 살기 힘든 토양이 되어 곡물과 야채에 미네랄이 결핍되어 있다'는 말이다.

식물이 미네랄을 비롯한 토양 속의 영양소 흡수를 위하여서는 미생물의 도움이 필요한데, 화학비료의 과다 사용으로 미생물이 살기 힘든 토양이 된 것이다. 따라서 곡물과 야채에는 미네랄이 절대적으로 결핍되어 있다. 이렇게 우리의 식품에서 점점 미네랄의 양이 줄기 때문에 물에서 섭취하는 미네랄이 아주 중요해 진다. 매일 물에서 섭취하는 미네랄의 양은 결코 적지 않다. 매일 마시는 물에서 소량이지만 섭취하는 미네랄이 있고 없고의 차이는, 우리 몸을 살리고 지키는 유일한 방법일지도 모른다.

그런데도 역삼투압방식의 정수기를 고집할 것인가?

필자가 주장하고 싶은 것은, 적어도 물만이라도 안심하고 마실 수 있는 사회를 만들자는 것이다. 한국인들의 위암 발병율이 세계 1위라는 타이틀이, '미네랄이 없는 물을 20여년이나 장복한 결과'라는 필자의 주장이 이제는 믿어지는가?

'미네랄의 역습'을 막아야 한다.

국민을 속이는 마케팅

제3장

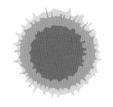

이렇게 국민을
바보로 만들었다

다양한 눈속임 판매수법

(TDS 테스트기 실험, 전기분해 실험, 잔류염소 확인 실험, 전구실험 등)

20여 년 전으로 거슬러 올라가보자. 오늘날 부귀영화를 누리는 정수기 업체들이 판매를 위해 어떤 짓을 했으며, 국민들을 어떤 식으로 바보로 만들었는지 알게 되면 혀를 내두를 것이다. 모든 국민을 바보로 만든 눈속임 판매수법부터 살펴보자. 애석하게도 이런 비열한 수법들은 오래전부터 다양한 방법으로 행해져 왔다.

제오라이트, 맥반석 등을 이용한 정수방법을 넘어서 필터를 장착한 역삼투압 방식과 중공사막 방식 정수기가 등장하면서 정수기 시장에는 이른바 TDS 테스트기를 이용한 눈속임 판매수법이 등장하기 시작했다.

'상대 회사의 물은 나쁜 물, 우리 회사 물은 좋은 물'로 대변할 수 있는 TDS 테스트기를 이용한 눈속임 판매수법은 100% 거짓임에도 일부 회사의 경우는 지금까지도 이용해오고 있다.

TDS 테스트기 이용은 정수기를 잘 모르는 국민들에게는 현장에서 상대 정수기의 물이 나쁘다는 인상을 곧바로 심어 줄 수 있어 많은 영업사원들이 이를 영업에 직접 이용해 왔다.

정확하게 말하면 TDS테스트기는 물 오염도를 측정하는 기계가 아니다. 먹는 물 기준법에는 탁도, 경도, 맛 등 여러 가지 측정 항목이 있는데 우리나라에서는 수도관리사업소에서 테스트를 할 수가 있다. 일반 개인이 오염도를 측정할 수는 없는 것이다.

즉 일반인들이 확인할 수 있는 길은 전무하다해도 과언은 아니다. 그럼에도 불구하고 역삼투압방식의 정수기 회사 판매사원들은 TDS테스트기를 이용해 수돗물은 먹어서는 안 되는 물로 매장시키면서 상대적으로 자사의 상품을 팔아 이득을 챙겨왔던 것이다.

TDS 테스트기는 물속에 녹아있는 금속 성분(미네랄과 기타 중금속)이 있다면 그래프가 올라가고 반대로 금속 성분이 없다면 반응을 나타내지 않는다.

이를 이용하면 수돗물처럼 미네랄이 있는 물이나, 또는 금속 성분이 있는 물은 그래프가 올라가게 되는데 이때의 반응을 마치 나쁜 물이어서 생기는 현상으로 거짓 홍보하는 수법이다. 반대로 미네랄이 없기 때문에 반응하지 않는 역삼투압 정수기의 현상에 대해서는 정수기 물이 좋기 때문이라는 허울 좋은 거짓말을 갔다 붙이는 유형의 추잡한 수법이다.

전기 테스트를 통한 방법도 있다. 이는 미네랄이 있는 것은 전류가 흐르고, 미네랄이 없으면 전류가 흐르지 않는 것을 교묘하게 이용해 좋은 물과 나쁜 물로 양극화시키는 방법이다.

실제 이런 현상을 눈으로 목격한 사람들의 수돗물 불신은 상대적으로 급격히 높아져, 결국 역삼투압 정수기를 선택하는 결과로 이어진 것도 부인할 수 없는 사실이다.

소비자단체들이 "영업사원들이 주부들을 대상으로 시행하는 검사방법은 대부분 눈속임에 불과하며 상당수의 주부들은 이런 현상을 보고 속아서 구입하는 경우가 많다"고 하는 지적도 이 때문이다.

이런 수법은 많은 언론의 질타를 받았고 그 수법까지 공개됐음에도 불구하고 현재까지도 일부 영업사원들의 주 무기로 이용되고 있다.

이런 수법이 유행하던 지난 2004년 9월 한국표준협회가 발표한 '2004 상반기 서비스 품질지수 조사'에 따르면 서비스 관련 42개 업종 가운데 정수기 부문 1위를 차지한 바 있는 웅진코웨이의 경우는 과장된 사실로 소비자를 유인하는 등 방문판매법을 위반해 공정거래위원회에 적발된바 있다.

그럼에도 불구하고 역삼투압 정수기 판매원들이 이 방법을 버리지 못하고 있는 것은,(초창기 정수기들의 승승장구는 수돗물 불신이 매출의 견인차 역할을 톡톡히 했다) 여전히 수돗물 불신의 부추김을 이용해야 정수기를 쉽게 판매할 수 있기 때문이다.

결국 시장을 빼앗기지 않으려는 역삼투압 방식 정수기와 시장을 파고들려는 중공사막 방식 정수기의 판매경쟁은 소비자들의 눈속임이라는 수법을 양산함으로써 과당경쟁을 불러일으켰고, 그 피해는 고스란히 소비자에게 전가됐다.

이런 문제를 희석하기 위한 과도한 광고비 지출로 국내서 판매되는 필터의 소비자 가격은 크게는 10배 정도의 가격 차이를 보이는 결과로까지 이어져 정수기 판매가격의 상승을 부추기기까지 했다. 군이 이를 따진다면 10배의 가격 차이는 다름 아닌 광고 선전비와 판매관리비, 일반관리비 등이 모두 포함된 것으로 소비자만 봉이 된 셈이다.

따지고 보면 칼슘, 마그네슘, 철분 등이 포함된 물, 즉 미네랄의 양이 많을수록 높은 탁도 수치를 나타내므로 이런 물이 더 몸에 좋다고 할 수 있다.

이러한 실험방법이 엉터리임을 알 수 있는 방법 중의 하나가 실험을 통해 깨끗하다고 주장하는 물에 깨끗한 소금을 조금만 넣어 녹인 후 다시 실험해보면 금방 탄로가 난다.

역삼투압 정수기 물에 소금이 들어가면 전기가 통할 수 있는 상태가 되기 때문에 수돗물이나 중공사막 방식의 정수와 같은 결과를 가져오므로 당연히 관련 업체 영업사원들은 소금을 넣은 시험 요구에는 응하지 않을 것이다.

이런 눈속임 식 판매방식은 점차 사라질 것으로 예상되지만 최근까지도 암암리에 시도하는 것이 시약을 이용한 눈속임 판매다. 더욱이 역삼투압 방식의 정수기 장점을 알리기 위해 판촉행사에 단골로 등장해 소비자들의 지갑을 열게 만들었던 시약을 이용한 장난은 수많은 사람들이 속고 또 속았다.

시약을 탄 물에 이상야릇한 기기를 담그면 자사의 물은 반응하지 않지만 다른 물은 흙탕물처럼 되는 방법이다. 그저 돈에 눈이 어두워 이런 치졸한 눈속임 연기까지 연출한 것이다. 주로 이온수기 판매 회사들이 이용하고 있는 이런 방법은 정상적인 전기분해 정수기를 흠집내기위한 방법으로 많이 이용돼 왔다.

현재 시판되고 있는 ○○회사의 전기분해 정수기의 경우는 강알칼리, 약알칼리, 산성수 등 3가지 물이 나오기 때문에 이를 구분하는 데에만 시약을 사용하고 있을 뿐이다.

그러나 편법 판매를 일삼는 회사들은 이런 시약을 자사의 홍보용으로 다시 제조한 후 자사의 강알칼리에는 반응하지 않고, 타사의 약알칼리에만 반응하도록 한다. 이때 약알칼리에서 나타나는 물 색깔 변화 현상을 육안으로 보여준 후 이것이 마치 중금속 등이 포함돼 있어 물에 문제가 있는 것처럼 거꾸로 호도하는 것이다.

소비자가 보는 앞에서 눈속임을 통해 인위적으로 좋은 물을 나쁜 물로 만들어도 소비자의 입장에서는 당연히 속을 수밖에 없다. 따지고 보면 단점이 있는 정수기들이 자신들의 단점을 덮고 경쟁사의 품질을 깎아내리기 위해 이런 일에 앞장섰던 것이다. 그리고 아이러니하게도 결과는 오히려 눈속임 판매를 한 이런 유형의 회사들이 더 큰 성장세를 가져왔다는 사실에 놀라지 않을 수 없다. 그만큼 국민들이 많이 속았다는 증표다.

사실 좋은 물이라 함은 유해 성분이 포함되어 있지 않고 칼슘과 마그네슘, 나트륨 등 미네랄이 풍부하게 함유된 물을 가리킨다.

물은 입, 위, 장을 거쳐 심장, 혈액, 신장 등의 순서로 순환하면서 혈액과 조직액의 순환을 원활하게 하여 혈액을 중성 또는 약알칼리성으로 유지시켜 준다. 또한, 영양소를 용해, 흡수, 운반해 신진 대사를 활발하게 해주고 체내에 불필요한 노폐물을 배설시켜 주는 역할을 하기 때문에 정수기 구입 시 관련 사양과 성능을 면밀히 살펴보는 것도 좋은 정수기를 구입하는 방법 중 하나가 될 수 있다.

속이는 사람보다 속는 국민이 더 바보스런 이런 현상이 언제까지 계속될 지 아무도 모르는 가운데 지금도 무지한 국민들은 똑같은 실수를 계속 답습하고 있다.

다행히 이러한 눈속임 식 판매방식에 서울시가 알게 모르게 대응하고 있지만 막대한 광고로 대응하는 업체들에게 얼마만큼의 효과가 있는지는 여전히 의문스럽다.그 수많은 업체들의 폐해를 소개하면서, 우리나라의 물 시장이 얼마나 왜곡되어 있는지, 건강하기 위해 마셔야 할 물이 좋은 물이어서 선택 받는 것이 아니라, 기업들의 재력에 따른 엉터리 광고와 사기나 다름없는 마케팅 싸움으로 결정된다는 슬픈 진실을 밝히고자 한다.

정수기는 물의 품질로 결정하고 사야한다. 정수기 디자인이 '좋은 물'을 만들지는 않는다.

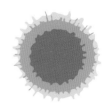

서울시 상수도사업본부
결국 화났다

2005년 8월 17일 서울시 상수도사업본부는 정수기 판매업자들의 수돗물의 안전성에 의구심을 조장시키는 상행위를 근절하기 위해 전기분해실험, 총용존고형물질(TDS) 등 수돗물 불신 조장행위에 대한 시민들의 신고를 받는다고 밝혔다.

　서울시의 이 같은 조치는 서울의 수돗물 '아리수'와 관련된 거짓·과장 행위를 근절함으로써 아리수에 대한 올바른 인식을 제고하고 정수기업체들의 무분별한 판촉행위를 사전에 예방하기 위한 것이었다. 신고대상은 정수기, 이온수기, 연수기 및 이와 유사한 기능을 가진 기기의 판매를 촉진하기 위해 수돗물 불신을 조장하는 행위 및 거짓·과장 행위로 먹는물관리법 시행규칙 규정에 의거 수돗물을 불신하거나 소비자를 현혹시킬 우려가 있는 판매·광고행위였다.

먹는물관리법 시행규칙 제20조 제1항에 따르면 수돗물을 불신하거나 소비자를 현혹시킬 우려가 있는 판매행위·광고 등을 하여서는 아니 된다고 명시하고 있다.

신고방법은 서울시에 거주하는 시민이 해당지역 수도사업소 민원실 및 수질팀 또는 서울시상수도사업본부 홈페이지(http//:121.seoul.go.kr) '수돗물에 대한 거짓·과장행위 신고센터'에서 양식을 받아 신고하면 되며, 신고내용이 사실로 판명되면 신고자에게 적정한 보상을 지급하는 방식이었다.

상수도사업본부에서는 또한 정수기 판매업체의 거짓·과대광고가 사실로 확인될 경우 형사상 고발 등 법적인 대응도 진행한다는 방침까지 세웠다. 그리고 수돗물에 대한 거짓·과장행위 유형을 정리, 배포해 소비자들의 피해를 막기 위해 노력했다.

서울시 상수도사업본부가 밝힌
수돗물에 대한 거짓·과장행위 유형 보고

〈사례1〉: 전기분해 실험을 통한 허위사실 유포

서울의 수돗물 아리수는 145개 항목의 수질검사를 거쳐 생산되는 깨끗하고 안전한 음용수이며 수돗물 속에는 인체에 필요한 미네랄인 칼슘, 나트륨, 칼륨, 마그네슘 등이 들어 있어 건강에 매우 유익합니다.

ㅇ 거짓·과장행위 실험원리

실험장비 (2개의 전극봉) : (+)전극봉 ⇒ 주성분 : 철, (-)전극봉 ⇒ 주성분 : 알루미늄

원리 : 전해질(전류가 통하는 물질)이 많은 물을 전기분해하면 양극(+) 전극봉에서는 금속성분이 용출되고, 음극(-)전극봉에서는 수소가스가 발생하게 되며, 용출된 금속성분은 산화반응을 통해 적갈색의 앙금이 발생합니다. 몸에 유익한 미네랄성분이 들어 있는 수돗물, 우유, 두유, 건강음료 등을 전기분해하면 앙금이 발생합니다.

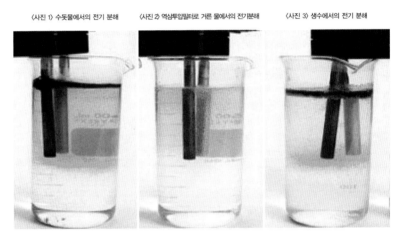

〈사진 1〉 수돗물에서의 전기 분해   〈사진 2〉 역삼투압필터로 거른 물에서의 전기분해   〈사진 3〉 생수에서의 전기 분해

사진1과 3의 윗부분 검게 보이는 것이 앙금이고 사진2에서는 앙금이 보이지 않는다.

○ 거짓·과장행위

일부 판매원들은 수돗물에 앙금이 발생하는 것을 마치 인체에 매우 유해한 중금속이 함유되어 있는 것처럼 선전하고 심지어 형성된 앙금이 바이러스 덩어리라고 거짓선전을 하면서 자사 정수기를 구입하라는 식으로 소비자를 현혹하고 있습니다. 이러한 역삼투압 정수기물은 몸에 유익한 미네랄성분을 제거하여 증류수에 가까운 물이 되어 전류가 흐르지 않아 앙금이 발생하지 않지만, 이러한 물을 장기간 복용할 경우 뇌졸중, 심장질환 등이 생길 수 있다는 보고가 있습니다.

〈사례2〉 : TDS 측정기 실험을 통한 허위사실 유포

서울의 수돗물 아리수에는 인체에 필요한 미네랄인 칼슘, 나트륨, 칼륨, 마그네슘 등 미네랄이 많이 들어 있는 건강한 음용수입니다.

ㅇ **거짓 · 과장 실험원리**

실험장비 : TDS (Total Dissolved Solids)측정기

원리 : TDS (Total Dissolved Solids)실험은 인체의 위해성 여부와는 관계없이 물에 녹아있는 총고형물질을 측정하는 방법으로 우유, 두유 등 건강음용수에는 수치가 높게 측정되며, 역삼투압식 정수기로 여과한 물은 용해성물질이 대부분 제거되므로 그 수치가 낮게 측정됩니다.

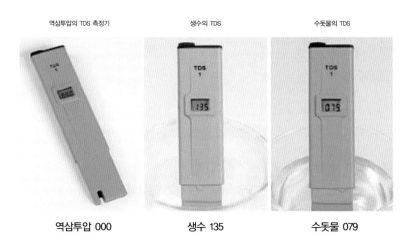

역삼투압의 TDS 측정기	생수의 TDS	수돗물의 TDS
역삼투압 000	생수 135	수돗물 079

ㅇ **거짓 · 과장행위**

역삼투압 정수기 판매업자들은 수돗물의 TDS 측정수치가 높

게 나타나는 것이 수돗물의 오염에 기인한 것이라고 속여 수돗물의 불신을 조장하고 소비자를 현혹하고 있습니다.

〈사례3〉: 잔류염소 확인 시험

잔류염소는 세계보건기구(WHO)에서는 5㎎/L이하로 권장하고 지침을 만들었으며 이 값은 매우 보수적이어서 독성이 없음을 의미합니다. 그러나 우리 시는 이보다 더욱 낮은 0.2~1.0㎎/L을 유지하고 있어 건강상 문제가 되지 않습니다. 잔류염소는 각종 유해한 세균을 살균하고 수돗물이 가정까지 공급되는 과정에서 세균번식을 방지하는 작용을 하게 되며, 선진국의 경우 염소냄새가 나지 않는 물은 안전하지 못하다고 하여 마시지 않는 경우도 있습니다.

○ 거짓 · 과장행위 유형

실험유형 : 수돗물에 발색시약을 넣어 색이 바뀌는 현상을 정수기 판매에 이용하고 특히, 색이 바뀐 수돗물에 과일껍질을 넣어 색이 없어지는 현상을 마치 자사 정수기의 성능인 것처럼 설명해 소비자를 현혹. 수돗물에 잔류염소측정시약(DPD)을 넣으면 색이 연분홍으로 변하며 여기에 레몬, 녹차잎 등을 첨가하면 발색시료가 일시적으로 무색으로 변하는 원리를 이용합니다.

○ 거짓 · 과장행위

수돗물 속에 남아 있는 잔류염소는 인체에 해가 없으나 마치 독극물처럼 설명하고, 염소가 사람을 죽이는 독극물이라거나 인체에 치명적인 해를 미친다는 등의 표현으로 소비자의 불안감을 증폭시킵니다.

〈사례4〉: 전구실험

수돗물에 있는 인체에 유익한 미네랄은 전자기를 띠고 있어 전기가 통하고 역삼투압식 정수기 등을 통한 물은 미네랄이 없는 증류수형태로 전기가 매개체가 없어 흐르지 않습니다.

○ 거짓 · 과장 행위 유형

실험장비 : 램프, 전선

실험유형 : 전선이 연결된 램프를 점등시켜 불빛이 희미한 것과 불빛이 밝은 정도를 비교.

〈사진 1〉 역삼투압 필터로 거른 물에서의 전구 실험   〈사진 2〉 수돗물에서의 전구 실험

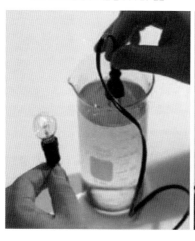 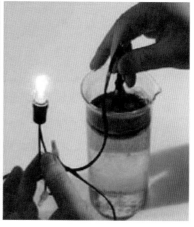

○ 거짓 · 과장행위

실험결과 불빛이 밝게 나타나는 물은 마치 물 안에 불순물이 있어 수질이 나쁘다는 식으로 소비자를 현혹하고 있습니다.

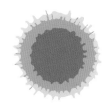

서울 수돗물 '아리수', 정수기에 역공 펼치다

"아직도 '아리수(서울의 수돗물)'가 불안하십니까? 국번없이 120번으로 연락하시면 속 시원하게 해결해 드리겠습니다."

서울의 수돗물 '아리수'가 수돗물에 대한 불신풍조를 조장하는 정수기 업체로 인해 나락으로 떨어진 수돗물의 권위를 되찾기 위해 본격적인 반격에 들어갔다.

특히 그동안 정수기 시장의 80% 이상을 차지하고 있는 역삼투압방식의 정수기 등이 수돗물 불신 풍조를 조장한 것으로 분석, 이에 대한 역공도 동시에 펼치기 시작했다.

서울시 상수도사업본부는 TV CF, CM, TV 및 라디오 광고, 공익광고, UCC 동영상, 지하철 광고 등을 총동원해 '아리수'의 장점 및 수돗물 불신의 원인을 알리는데 총력을 쏟아 부었다.

이들 광고는 '아리수'는 WHO가 권장하는 145개 수질검사 항목에 모두 적합하고, 국내외의 많은 연구기관에서도 수질안전성을 확인하는 등 평생을 마셔도 좋은 음용수임에도 불구하고 시민들이 수돗물에 대한 막연한 불신감, 심미적인 불안감으로 음용을 기피하는 경향이 있다는 것에 초점을 맞추고 있다.

이와 함께 동영상(상수도본부 홈페이지 http://arisu.seoul.go.kr서 확인 가능)등을 통해 역삼투압 정수기물은 인체에 유익한 각종 미네랄이 제거되거나 관리가 철저하지 않은 경우 건강에 아무런 도움이 되지 않은 반면, 아리수는 세계기준보다 더 엄격한 심사를 거친 건강수로 인체에 이로운 각종 미네랄이 살아 있어 물맛도 훨씬 좋다는 내용도 강조했다.

또한 그동안 막연한 불신감으로 수돗물을 멀리하는 서울시민들은 건강한 물을 맘껏 마시지 못함은 물론 정수기 사용으로 인한 경제적 피해까지 보고 있다는 내용에도 비중을 두고 있었다.

서울시 상수도사업본부는 또 '아리수'에 대해 시민의 막연한 불안감을 해소하고 음용수로서 매우 우수하고 안전하다는 점을 시민고객들께 널리 알리기 위해 전 가정에 '아리수 품질확인제'를 실시하고 있다고 밝혔다.

이는 수돗물 불신을 극복하고 음용률을 높이기 위해 시민고객과 함께 가정의 수도꼭지 물을 현장에서 직접 과학적으로 검사를 실시함으로써, 아리수의 우수성을 홍보하기 위한 것이었다.

뿐만 아니다. 아리수에 대한 거짓 과장행위 최초 신고자에게는 5만원 상당의 상품권을 지급한다는 내용을 공지해 그동안 정수기 업자들이 공공연하게 이용해 왔던 자사 제품 판매 목적의 수돗물 불신조장 행위를 근본적으로 차단한다는 복안도 세웠다.

또한 수돗물 불신의 주체이기도 한 정수기 업자들의 비행을 고발한 KBS-TV '이영돈 PD의 소비자 고발'과 'SBS-TV 뉴스퍼레이드' 등의 방송 내용도 동영상, 카페 등을 통해 적극 홍보했다.

일단 이들 프로그램에서 일부 정수기 판매회사들이 정수기물과 생수, 그리고 서울의 수돗물 아리수에 대해 전기분해 장치를 이용한 실험결과를 보여주고, 정수기물에서는 아무 변화가 없으나 생수와 아리수에서는 색이 변하고 거품이 일어나는 현상을 보여줌으로써, 아리수에 대한 불신감을 조장해 정수기를 구입하도록 유도하고 있는 것에 대해 주의를 촉구했다.

이는 정수기를 판매하려는 상술에 불과한 것으로 전기분해 실험 결과 거품이 일어나는 현상은 중금속 때문이 아니고 미네랄이 풍부하기 때문에 나타나는 현상이라며 진실을 알리는데 주력했다. 오히려 역삼투압 방식의 정수기물은 인체에 유익한 각종 미네랄이 제거돼 관리가 철저하지 않은 경우 건강에 해롭다는 사실까지 주지시켰다.

아리수의 이 같은 대반격은 그동안 수돗물 불신을 조장해 왔던 정수기 업체들에게는 큰 영향이 미칠 전망이었으나 결과는 미미한 파동으로 끝났다. 특히 미네랄이 없다는 문제점을 뒤집어 수돗물 불신 조장에 악용했던 역삼투압 방식의 정수기 회사들의 타격이 크게 미칠 것으로 예상했지만 이 역시 타격이 되지 못했다.

그 이유는 그동안 정수기 회사들이 이용해 왔던 전기분해실험, TDS측정기 실험, 잔류염소 확인 시험, 전구실험 등 다양한 방법의 수돗물 불신조장행위에 대해 국민들의 관심도가 저조했기 때문이다. 한술 더 떠 이들 기업의 대대적인 광고가 서울시의 대대적인 반격까지 한순간에 희석시켜 버린 결과였다. 결국엔 돈의 힘에 의해 진실이 묻힘으로써 국민만 바보가 된 셈이다.

정수기업체들의
추악한 싸움

제4장
· · · · ·

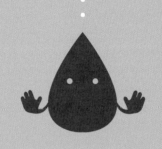

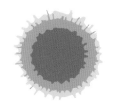

전쟁의 피해자는 국민

수돗물 불신으로 생긴 거대한 음용수 시장. 국내 물 시장은 생수업체와 정수기업체 등 수많은 기업체들의 전쟁이 있어왔다. 국민의 건강은 아랑곳 하지 않는 그들만의 추악한 전쟁은 지금도 진행 중이다.

대충 따져 보아도 역삼투압방식, 중공사막방식 등 정수 방법의 차이를 강조한 전쟁, 저수조의 재질에 대한 전쟁, 의료용 물질생성기인 이온수기의 편법 판매 등 정수기기를 통한 전쟁, 그리고 눈속임 식 판매방식, 렌탈, 다단계, 방판, 인터넷을 도배한 판매 방법 등 마케팅 전쟁 또한 치열하다.

물 시장은 그야말로 수익성 면에서 엄청난 이익을 줄 뿐만 아니라 고객만 확보한다면 안정된 수입원이 되기 때문에 욕심 있는 기업들은 대기업이든 중소기업이든 가리지 않고 많은 업체들이 도전해 왔다.

그 수많은 업체들의 폐해를 소개하면서, 우리나라의 물 시장이 얼마나 왜곡되어 있는지, 건강하기 위해 마셔야 할 물이 좋은 물이어서 선택 받는 것이 아니라, 기업들의 재력에 따른 엉터리 광고와 사기나 다름없는 마케팅 싸움으로 결정된다는 슬픈 진실을 밝히고자 한다.

정수기는 물의 품질로 결정하고 사야한다. 정수기 디자인이 '좋은 물'을 만들지는 않는다.

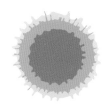

봉이 김선달식
생수의 문제점

물장난하면 대동강 물을 팔아먹은 봉이 김선달이 있다. 그러나 이런 옛이야기는 한 인간의 지혜를 보여주기 위해 꾸며낸 것에 불과하다. 진짜 봉이 김선달은 요즘에 더 많이 보인다. 바로 현대판 봉이 김선달로 불려지고 있는 생수회사들이다.

이들은 암반수, 광천수, 온천수, 게르마늄수 하면서 한반도의 곳곳에 구멍을 뚫고 그 속에서 뽑아낸 물을 불특정 다수를 대상으로 돈을 벌고 있기 때문이다.

굳이 따진다면 이들은 한반도 전체에 핏줄처럼 흐르는 물을 일정 근거지에서 철조망을 둘러치고 주인 없는 물을 합법적으로 뽑아 올려 판매하는 '합법적 봉이 김선달'인 셈이다. 그러나 이들은 생수를 사먹는 사람들의 필요에 의해 돈이 되는 사업을 펼치고 있는 것일 뿐 불법을 저지르고 있는 것은 아니다. 다만 무궁무진한

대자연의 부산물인 물을 값비싼 대가 없이는 얻을 수 없는 천덕꾸러기로 만들었다는 점이 가슴쓰릴 뿐이다.

생수사업의 본격화는 우물이나 펌프, 온천수 개발 정도에 머물렀던 지하수 개발을 채찍질해 이제는 일정규모 이상을 개발하려면 허가관청의 신고 또는 허가를 받아야 하는 현실을 만들어 버렸다.

이는 무분별한 지하수 개발은 오염은 물론이고, 지하수 고갈을 불러올 수 있는 위험성 때문에 국가가 관리하는 상황에 이르게 한 것이다. 즉 '지하수'도 자원이 된 반면 심각한 '환경오염원'이 됐다고 국가가 판단했기 때문이라고 본다.

문제는 생수 개발이라는 미명아래 뚫어 놓은 폐공들이 한반도를 곰보로 만들었음에도 이것이 관리가 제대로 되지 않아 지표수까지 스며들어 이제는 지하수도 심각한 수질오염에 시달리고 있다는 사실이다.

여기에다 한술 더 떠 허가조건이 까다롭고 엄격한 관리가 뒤따르다 보니 일부 악덕업자들은 강물이나 흐르는 샘물을 그대로 퍼다 판매하는 등 무분별한 행동으로 한 때는 국민 건강까지 위협했었다. 지금은 많이 사라졌지만 용기 세척 시 사용되는 물을 아끼기 위해 다른 용도의 물로 용기를 씻거나 횟수를 줄여 세척하는 일도 비일비재했었다.

현재에 와서 정부는 생수의 경우, 수질에 못지않게 주변 환경 기준도 엄격하게 관리하고 있다. 아무리 수량이 풍부하고 수질이 양호하더라도 심정(深井)에서부터 반경 200m이내에는 일체의 오염원이 없어야 한다고 못 박고 있다. 또 생수 공장을 지을 때는 심정으로부터 500m 이내에 위치해야하고, 용기 세척 등은 지하

150m 이하에서 나오는 물로 자동시설 상태에서 세척해야 한다고 규정하고 있다.

생수용기의 경우는 재사용을 하기 때문에 철저한 세척과 관리가 반드시 필요하다. 생수용기 세척에 있어서는 생수용기의 오염된 주입구를 깨끗하게 세척하는 것이 무엇보다 중요하다.

어떤 음식이건 개봉이 되면 공기와 접촉이 되기 때문에 공기의 이물질이 들어갈 수가 있으며 깨끗이 씻지 않는 손으로 처리하다 보면 대장균 등 여타 바이러스가 침투할 수 있다.

일부 업체들은 일명 '신선캡'을 사용하기 때문에 과거 제품처럼 공기 중 노출되었던 뚜껑이 물과 접촉할 염려가 없다고 말한다. 그러나 이런 주장은 외부공기 또는 외부 미생물의 병내 혼입 가능성을 최대한 줄인 것이지, 전혀 없다는 것은 아니라고 본다.

이런 우려는 쉽게 확인할 수 있다. 용기 입구부터 몸통에 이르기까지 안쪽으로 손이나 다른 도구를 이용해 문질렀을 때 문지른 자국이 남거나 묻어져 나온 것이 미끌미끌한 감촉이 있는 것은 세척이 제대로 되지 않았다고 보면 된다.

이처럼 생수통은 조금만 잘못 관리하면 물맛은 물론 건강을 해치는 물을 먹게 되는 꼴이 되고 만다. 실제 이런 문제와 기인해 물맛이 다르다는 소비자들이 종종 있다.

그렇다면 이러한 생수통 문제는 왜 발생하는 것일까. 그것은 여러 가지로 접근해볼 수 있다.

첫째는 '원수의 오염'이다. 대부분의 생수 원수는 지하 수백 미터 아래의 암반층에서 끌어올리므로 상대적으로 오염의 가능성은 적을 수 있다. 그러나 아무리 깊은 지하층이라 할지라도 지표에서 흘러들어가는 농약과 공장 오염 물질은 피할 수 없다. 이 경우 페놀, 벤젠 등이 검출될 수 있지만 지표수에 의해 오염이 됐을 경우는 대장균 등 여러 이물질이 함께 검출될 가능성이 높다.

두 번째는 '용기의 오염'을 의심해볼 수 있다. 생수병은 플라스틱으로 제조하기 때문에 그 자체에서 화학물질이 녹아 나올 가능성이 있다.

지난 2001년 환경부 조사 시 생수에서는 내분기계 장애물질인 DEHP가 미국(6ppb)과 WHO(8ppb)의 기준보다 낮은 0~3.87ppb가, DEHA는 미국(400ppb)과 WHO(80ppb)보다 적은 0~0.75ppb가 각각 검출된 사례가 있다.

DEHP와 DEHA는 암을 일으키거나 성장률을 떨어뜨리는 요인이 되는 것으로 보고됐지만 이정도의 함량을 인간의 감각으로 느끼는 것은 거의 불가능하다는 것이 전문가들의 판단이다.

또한 제조된 생수병을 세척 및 소독할 때 소독물질이 잔류할 가능성도 배제할 수 없다. 생수병은 오존으로 소독하므로 용존 오존이 극히 일부 잔류될 수 있다. 그러나 이 경우도 극미량이기 때문에 맛으로 느낄 정도는 아니다.

실제 생수와 관련하여 문제점을 호소하는 사례는 소비자단체나 인터넷 포털사이트에서 수없이 찾아 볼 수 있다. 그런데 우리는 어지간한 오염원들은 별로 대수롭지 않게 생각하고 있다.

지난 2006년 3월 MBC 뉴스는 페트병 생수를 오래 두고 마실수록 독성물질이 급증한다는 연구 결과가 나왔다고 보도한바 있다. 이는 빈 페트병을 재활용하는 것도 위험하다는 것이었다. 뉴스는 페트병 안에 든 생수에서는 거의 예외 없이 독성물질인 안티몬이 검출된다는 보도였다.

암까지 유발하는 안티몬은 페트병 제조에 생산되는 첨가 물질로 자연수에는 보통 4ppt정도가 녹아 있지만 페트병에 담긴 직후에는 360ppt, 3달이 지나면 그 2배인 700ppt로 늘어난다는 것이다.

이는 독일 하이델베르크 대학이 유럽에서 시판되는 48종류의 생수를 조사한 결과인데, 보통 2년으로 되어 있는 생수의 유효기간을 그대로 믿다가는 독성물질을 끝까지 우려서 마시는 셈이라는 다소 충격적인 발표였다.

이에 대해 관련업체들은 페트병의 경우 최초 페트병 원재료의 생산과정에서 촉매로 안티몬(원소기호:Sb)을 표시하는데, 생산된 페트병을 외부 시험연구원에 중금속용출 시험을 의뢰한 결과를 보면 기준치 이하의 극미량(국내법: 식품공전에서 인증하는 미량)으로 전혀 문제없는 수준이라고 항변했었다

이러함에도 생수 역시 수돗물의 불신에 힘입어 해마다 무서운 속도로 시장이 확대되고 있다. 때문에 시장 확대에 비례해 생수 역시도 한 차원 높은 관리가 필요한 시점이 됐다.

먹는 샘물은 물의 공급 가액이 가정 경제에도 일정부분 영향을 미치고 있다. 지금은 기름보다 비싼데도 불구하고 하찮은 것쯤으로 여겨지고 있지만, 지하수 고갈에 따른 생산량 감소로 인해 가격이 상승한다면 물이 기름보다 더 예민하게 받아들일 수도 있을 것이다.

그것은 물을 생산하는 사람이나 그것을 돈으로 사서 먹는 사람이나 별반 다를 바 없다. 여전히 땅속에서 물이 펑펑 쏟아질 것으로 생각하는 착각 속에 살고 있기 때문이다.

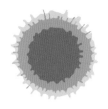

역삼투압방식 정수기의
추악한 진실

방사능까지 걸러준다는 역삼투압방식의 정수기. 광고만 본다면 조금도 손색이 없는 제품임에는 틀림없다. 다양한 문제점을 갖고 있으면서도 여전히 정수기 시장의 80%를 장악하고 있는 것을 보면 뭔가 대단한 마력이 있음은 분명하다. 따져보고 살펴보니 광고력과 언론 장악력이 그 원천이었다. 이 때문에 언론 홍보와 광고력으로 철저하게 무장된 역삼투압방식의 정수기 시장은 누구도 깰 수 없는 철옹성이 되고 말았다.

언론들까지 길들여져 있다 보니 거짓을 세상에 드러내 놓기가 쉽지 않다. 설령 드러났다고 하더라도 이내 덧씌워지는 광고력은 국민들의 눈과 귀를 멀게 했다.

수돗물 불신이라는 위기감에 배를 불린 것도 모자라, 방사성물질까지 걸러낸다고 광고하는 역삼투압방식의 정수기. 역삼투압방식의 정수기의 문제는 알고 보면 심각하다. 다만 다양한 문제들이 국민들에게 제대로 잘 알려지지 않았을 뿐이다. 이제 제대로 한 번 따져보자.

90년대 초반 웅진코웨이가 역삼투압 방식을 도입한 이래 국내 정수기 시장은 줄곧 역삼투압방식이 대세를 이루고 있다. 역삼투압 방식 정수기는 막 표면을 0.0001미크론(사람 머리카락 굵기 100분의 1)크기의 역삼투막을 이용해 물을 정수시키는 시스템을 장착한 정수기다.

이러한 시스템을 장착한 정수기는 수돗물을 최대로 미세한 구멍에 통과시켜 어떠한 불순물도 걸러내기 때문에 이물질이 전혀 없는 물이 생산된다. 즉 역삼투압 방식은 인위적으로 압력을 가해서 용매를 농도가 낮은 쪽으로 이동하게 만드는 방식을 적용하고 있다고 할 수 있다. 따라서 중금속, 발암물질, 세균, 바이러스 등 크기가 매우 작은 오염물질까지 걸러내는 능력을 가지고 있는 것은 부인할 수 없는 사실이다. 그러나 중금속 등을 포함한 이온성 물질에 대해 99%에 가까운 제거률을 보이는 역삼투압 방식 정수기의 물은, 미네랄 성분 등이 거의 제거됨으로 인해 증류수에 가까운 물이고, 산성화(pH5.5)돼 마시는 물로는 적절하지 않은 산성수라 할 수 있다.

하지만 여전히 이해되지 않는 것은 이처럼 역삼투압방식의 정수기 물이 산성임에도, 정부가 산성식품과 산성비의 위험성은 강조하면서도 이를 간과하고 있다는 것이다. 더욱이 정부 스스로가 음용수 수질기준에 수소이온농도를 5.8부터 8.5까지 정해놓고 있으면서도 이 수치에 적합하지 못한 정수기 물(초기 pH5~5.5 정도에 불과한 산성수, 현재는 pH농도가 다소 올라간 상태이긴 하지만 여전히 산성수이다)은 그대로 방치해 왔다.

결국 진실은 묻히고 거짓이 시장을 장악하는 기이한 현실을 우리는 20여 년 째 경험하고 있다. 어쩌면 몸에 이로울 것이 없는 물을 우리는 최고의 물인 양 건강을 위해 마셔온 셈이다. 이런 사실은 관련 회사들의 대대적인 지상파, 공중파 광고로 인해 매번 묻히면서 국민들은 광고만 보고 정수기를 구입하는 현실이 됐다. 마치 디자인이 번지르르 하면 물도 최고인 것인 양 착각 속에서 정수기를 구입해 산성수를 마시고 있는 것이다.

미네랄이 없는 산성수를 마시는 것이 건강에 해롭다는 것은 정부가 분명히 인정해야 한다. 전문가들이 산성수의 오랜 기간 음용은 건강을 해칠 수 있다는 경고를 하고 있지만 여전히 역삼투압 방식의 정수기는 시장에서 건재하고 있다. 이것은 정부의 무지에서 비롯된 것이라고 밖에 단정하지 않을 수 없다.

전문가들은 정수기가 공급 된지 20여년이 넘었고, 실제 산성수를 마시는 국민들이 엄청난 숫자임을 감한할 때 보건복지부가 조사하는 국민영양조사 등을 이용해 산성수 음용의 현실을 한번쯤 파악해볼 필요가 있다고 주장한다. 역삼투압 방식의 또 다른 단점은 에너지 낭비와 물 낭비다. 현재 국내서 가장 많이 보급돼 있는 정수기가 역삼투압 방식이라고 볼 때 정수기가 안고 있는 에너지 낭비와 물 낭비의 주범이 역삼투압 방식의 정수기라고 봐야 한다.

역삼투압 방식의 정수기에서 물 2리터를 생산하기 위해서는 7리터의 물을 버려야 한다. 전기료 비교를 해보니 역삼투압 방식의 정수기는 수돗물에 비해 308배의 온실가스를 배출하는 셈이라고 한다. 결국 역삼투압 정수기가 많이 보급되면 보급 될수록 정부가 추진하고 있는 녹색 생활실천을 저해하는 요소가 되는 셈이다. 동시에 정부정책에 반하는 결과가 된다는 사실을 눈여겨 볼 필요가 있다.

90년대 음용수 시장을 놓고 최대의 결전을 벌이기도 했던 생수 업체들이 역삼투압 방식 정수기의 이러한 단점을 부각시키면서 시장 점령에 나서기도 했다. 하지만 역삼투압 방식 정수기 회사들은 이 같은 단점은 뒤로하고 오로지 '깨끗한 물', '안전한 물', '깐깐한 물'이라는 카피 등을 앞세운 지상, 공중파 광고 등을 통해 시장 공략에 더욱 몰입했다.

그리고 대대적인 광고에도 일부에서 역삼투압 방식 정수기에 대한 불신이 좀처럼 수그러들지 않자, 뒤이어 역삼투압 방식 정수기 회사들은 "물을 통해 흡수되는 미네랄의 양은 미미하고, 대부분 음식물을 통해 섭취되기 때문에 문제될 것이 없다"는 입장을 내놓기까지 했다. 결국 증류수에 가까운 물이고 산성화돼 마시는 물로는 적절하지 않다는 역삼투압 방식의 정수기에 대한 단점은 오히려 관련 회사들의 대대적인 지상, 공중파 광고로 인해 희석되고 말았다.

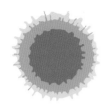

중공사막 방식 정수기의
반격과 실패

미네랄이 없는 역삼투압 방식의 정수기 단점을 보완했다며 정수기 시장에 등장한 것이 중공사막 방식을 도입한 정수기들이다. 중공사막 방식은 미국 아미콘에서 고분자 플라스틱 원료로 비대칭 구조의 멤브레인을 모듈화하면서 실용화됐다. 처음에는 인공신장 혈액투석기용으로 사용됐으며 0.001~0.01 미크론(사람 머리카락 굵기의 1만 분의 1에서 10만 분의 1)의 기공을 가진 막을 적용한다.

중공사막 방식 정수기의 등장은 역삼투압 방식 정수기의 단점을 보완한 '미네랄이 살아 있는 물'이라고 강조하며 차별화를 시도했다. 중공사막 방식은 미세한 구멍이 뚫려있는 실인 '중공사'를 이용하기 때문에 세균, 대장균, 미생물 등 대부분의 유해성분을 걸러낼 수 있는 장치라는 평가를 받았다.

이러한 중공사막 방식의 정수기를 내세워 시장에 뛰어든 대표적인 기업이 정수기 시장에서 1년여를 버티다 정수기 사업을 완전히 접는 수모를 당한 코오롱이다. 코오롱은 2000년 중공사막 방식의 정수기를 들고 나와 역삼투압 방식의 대표적 주자인 웅진코웨이의 아성에 정면으로 도전했다. 역삼투압 방식의 정수기 시장을 공략하기 위해 '웬만한 중금속과 화학물질은 걸러진 상태의 수돗물로 공급되기 때문에 원수만 깨끗하다면' 미네랄은 통과시키면서 세균은 걸러주는 중공사막 방식이 이상적인 정수방식이라며 역삼투압 정수기를 압박하고 나섰다.

코오롱은 당시 "(역삼투압 방식의)증류수에 가까운 깨끗한 물보다는 (중공사막 방식의)미네랄이 살아 숨 쉬는 살아 있는 물을 마셔야 한다.", "미네랄까지 모두 걸러버리는 역삼투압 방식으로 정수한 물은 '죽은 물'이고 중공사막 방식으로 정수한 물은 '살아 있는 물'이다." 등 거센 광고전을 벌였다. 그러나 이상하게도 중공사막 방식 정수기 업체들의 주장은 소비자들에게 좀처럼 먹혀들지 않았다. 결국 중공사막 방식 정수기를 내세운 코오롱은 시장에서 철수하고 말았다.

시간이 지나 중공사막 방식 정수기 업계관계자들은 완패의 가장 큰 이유가 마케팅 능력이 부족했기 때문이라고 분석하고 있다. 정확히 말해 물의 질보다는 역삼투압 방식 정수기 회사들의 막강한 광고력과 판매조직에 참패를 당했다는 것이다.

이때만 해도 역삼투압방식 정수기 회사들은 네트워크마케팅(다단계 마케팅)과 유사한 판매조직을 통해 국내 시장의 70% 이상을 장악하고 있었다. 당시 역삼투압 정수기 제조사 측들은 "중공사막에 박테리아나 바이러스가 기생할 수 있으며 중금속이나 석회성분을 걸러내는 데 약점이 있다"며 중공사막정수기를 공격했다. 결국 역삼투압 방식 정수기 제조사들의 역공으로 중공사막 방식의 정수기 회사들이 고전을 겪다 못해 스스로 문을 닫는 결과로 이어졌다. 이는 역삼투압 방식의 정수기 단점을 부각시켰지만 중공사막 정수기 회사들의 마케팅 능력이 소비자의 패턴을 쉽게 돌려놓지 못했다는 것을 반증한다.

당시 국내 정수기 시장의 70% 이상을 점유하고 있던 역삼투압 방식의 정수기 회사들의 새로운 마케팅 전략과 대대적인 지상, 공중파 광고의 위력은 대단했다.

역삼투압 방식 정수기 회사들은 항상 한발 앞서 갔다. 누군가 치고 들어오면 다양한 방법으로 그들의 공격에 대응했다. 자신들의 치부를 드러내지 않기 위해서는 당연한 것이었다.

이런 마케팅은 주효했고, 물의 질과는 별반 관계없이 정수기 판매고를 올리는 결과로 이어졌다.

웅진코웨이의 마케팅 능력이 강력해질 때마다 국민들의 슬픈 현실은 비례해 나타난다. 여전히 국민들은 진실을 깨우치지 못하고 있기 때문이다.

반면 교원L&C 웰스정수기의 경우는 랜털 방식의 판매기법과 역삼투압 방식의 단점을 우회적으로 공격하는 미네랄을 앞세워, 중공사막 정수기를 들고 나온 지 5년여 만에 7만대가 판매되는 개가를 올리기도 했다.

이는 약간의 단점을 안고 있지만 소비자의 패턴이 웰빙 분위기에 힘입어 이왕이면 미네랄이 살아 있는 건강한 물 쪽으로 선회하고 있음을 반증한다.

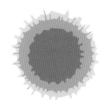

의료용 물질생성기가
정수기 행세까지 하다

이런 와중에 알칼리 이온수기라는 이름을 달고 먹는 물 시장에 등장한 것이 의료용 물질생성기다. 알칼리 이온수기는 강알칼리수를 생산하는 의료기기로 허가를 받았다. 때문에 정수기가 아님에도 많은 업체들은 의료기기보다는 정수기에 초점을 맞춰 판매에 열을 올리고 있다.

알칼리 이온수기는 '의료기기법과 의료기기허가 등에 관한 규정, 의료기기 품목 및 품목별 등급에 관한 규정, 의료기기 기술문서 등 심사에 관한 규정'등에 의해 관리되고 있다.

알칼리 이온수기는 의료기기품목 및 품목별 등급에 관한 규정(식약처고시 제2005-17호)과 의료용 물질생성기 기술문서 해설서 (기술문서 해설서 시리즈 No. 56)에서 '의료용 물질생성기기는 물을 전기분해해 알칼리수를 생성하는 기구로서 음용으로 위산의 중화에 사용하는 기구'로 정의돼 있어 정수기와 같이 먹는 물 장치가 아니다. 그럼에도 업자들은 정수기처럼 판매하고 있어 그 위험성을 배가시키고 있는 것이다.

(사)한국소비생활연구원 소비자정책연구팀은 "검사방법을 고려하면 이온수기는 먹는 물로서의 기구가 아님을 알 수 있다"고 규정했다. 그 이유는 알칼리 이온수기는 식약처고시에 따라 생성물질항목으로서 이온수(표준수로 통상의 사용상태 'pH조정스위치'에서 pH값이 최소 9.0이상일 것)시험과 함께, 생성물의 안전시험(수돗물 또는 합성된 표준물을 정상 조건에서 전해한 후 생성된 알칼리수에 대해 납을 포함한 13개 항목)을 검사하고 식품공전에 의한 용출시험을 규정하고 있기 때문이다.

그런데 문제는 이들 이온수기의 상당수가 의료용 물질생성기의 사용목적은 물론 '의사 또는 약사와 상담 후 마셔야 한다'는 등 허가목적에 적합한 중요한 공지사항을 의도적으로 감추며(거의 찾아보기 어렵게 작게 표시) 소비자들이 마치 먹는 물과 같이 매일 마시는 물로 잘못 인식할 수 있도록 유도하고 있다는 사실이다.

이러한 편법으로 알칼리 이온수기가 의료기기로 등록되어 있다는 사실을 알고 있는 소비자는 전체 사용자의 약 20% 정도에 불과하다. 많은 사람들이 알칼리 이온수기를 사용하면서 '의사 또는 약사와 상담 후' 마시는 사람이 없다는 것이 이를 잘 입증하고 있다.

판매 회사들은 이런 점을 잘 알면서도 마치 의료용 물질생성기가 기존의 정수기보다 성능이 뛰어난 신개념 정수기인 것처럼 허위 홍보에 열을 올려왔다. 그래서 상당수의 알칼리 이온수기들은 현재까지도 정수기처럼 팔려나가고 있어 국민들은 역삼투압방식의 산성수에 이어 pH9.2~9.8의 강알칼리수 음용에까지 무방비로 노출돼 있다.

참으로 어이없게도 산성수를 마시는 것도 모자라 강알칼리수까지 마시게 하고 있으니 국민의 위장이 제대로 견뎌낼 수 있을지 의문이다.

이런 문제가 지속적으로 나타나자 한국소비생활연구원 소비자정책연구팀은 "의료용 물질생성기는 정수기능이 있는 의료용 물질생성기기라고 할 수는 있어도 정수기 개념으로 볼 수는 없다"고 못 박았다.

소비자들의 안전성을 확보하고 허위, 과장광고로 인한 피해를 예방하기 위해서는 무엇보다도 먹는 물을 관장하는 주무부처인 환경부와, 의료용 물질생성기인 알칼리 이온수기를 관장하는 식약처에서 위산중화와 같은 의료용 목적으로 허가된 알칼리 이온수기의 정의와 사용목적, 관련 법 적용을 명확히 설정하고 이를 국민들에게 적극적으로 홍보해야 한다.

많은 전문가들이 반드시 의사와 상담 후 알칼리 이온수기를 사용하도록 함으로써 이를 제대로 인지하지 못하는 어린이나 노약자가 먹는 물로 상시 음용하는 일이 없도록 사전적 예방활동을 강화해야 한다고 지적한다. 또한 알칼리 이온수기와 관련 과대, 과장광고 등으로 소비자를 현혹시키는 경우에는 철저한 규제를 해야 할 것이라고 주문했다.

물 전문가들은 소비자들을 향해서도 '이온수는 위산중화 등에 사용하는 의료용물질이지 정수기나 먹는 샘물과 같이 먹는 물이 아니다'라는 사실을 분명히 인지하라고 당부했다. 따라서 소비자들도 내가 어떤 물을 마실 것인지에 대해 충분한 검토와 철저하게 정수방식을 따져야 한다.

문제는 식약처가 이렇게 소비자들을 현혹해 판매하고 있음에도 이에 대한 단속을 제대로 펼치지 못하고 있다는 점이다. 만약 이온수기가 위험성이 없다면 굳이 의료기기로 허가할 필요가 없다. 식약처가 의료기기로 허가한 것은, 그만큼 위험성이 있는 것을 의미함에도 미온적 대처로 일관해 오고 있다. 따라서 식약처가 강알칼리를 생산하는 알칼리 이온수기의 이온수 효능을 공식 인정하고 이를 표기하거나 광고 등에 허용하려면 먼저 '의료기기용도 이외의 목적으로 판매해서는 안 된다'는 것을 명문화해야 한다.

WHO의 먹는 물 pH농도 해설서에는 pH10~12.5의 물 음용 시 위장 내 자극이 발생할 수도 있고, pH11이상에서는 피부 접촉 시 안구 자극, 피부악화 등을 유발할 수 있다며 주의를 당부하고 있다.

환경부 스스로도 강알칼리수를 습관적으로 마시다가 근육통을 호소한 소비자가 있었다며 정수기 물을 먹듯 의료물질생성기에서 나오는 물을 계속 마시면 건강에 해로울 수 있다고 지적하고 있다. 식약처 역시도 허가된 알칼리 이온수기의 알칼리수 pH가 9.2~9.8(개정 전 8.5~10.0)의 강알칼리수이기 때문에 WHO 기준 및 환경부의 '먹는 물 기준'보다 pH농도가 높아 음용 시 위장 내 자극 등이 발생할 수 있어 의사와 상담하는 등 더욱 주의를 요한다고 밝혔다.

정수기와 의료용 물질생성기는 관리 주체(정수기는 환경부, 이온수기는 식약처)도 다르고 pH기준도 다르다.

정수기는 '먹는 물 수질기준'에 따라 pH5.8~8.5를 유지해야하며, 까다로운 위생과 품질검사를 통해 반드시 '물 마크'를 받아야 한다. 즉 '물 마크'가 없는 것은 정수기라 할 수 없다.

반면 의료용 물질생성기는 pH가 9.2~9.8이기 때문에 일반인이 음용하기에는 위험성이 있어 의료기기로 관리하고 있는 것이다. 때문에 현재 시중에 판매되고 있는 이온수기(의료용 물질생성기)의 대부분은 의료기기라는 것 때문에 '물 마크'를 사용하지 못하고 있다.

이런 가운데 또 하나 잘못된 결정이 나왔다. 식약처가 알칼리 이온수기 관리 개선 방안을 마련해 알칼리 이온수기에 '위장증상(만성설사, 소화불량, 위장 내 이상발효, 위산과다) 개선에 도움이 된다'는 광고 표시를 허용해 버린 점이다.

물론 사용상 주의사항에 '의약품을 알칼리 이온수와 병행하여 음용하지 말 것', '처음 음용 시 의사와 상담할 것', '계속 음용해도 위장증상 개선이 보이지 않는 경우 음용을 중지하고 의사와 상담할 것' 등을 반드시 게재토록 했다. 하지만 업자들이 자기들에게 불리한 정보를 옳게 표시하겠는가. 불리한 정보는 최대한 작게 표시하고 마치 병을 고치는 정수기인양 유리한 부분만 커다랗게 광고하는 폐단을 낳았다.

사용상 주의사항 표기에서도 알 수 있듯이 '위장증상 개선이 보이지 않는 경우'라는 표현은 일반적인 정수기 물이 아닌 특정인들의 위산 중화에 사용하는 기구라는 것을 입증하는 것이라 할 수 있다. 따라서 식약처는 이제라도 '의료기기법 제23조 제1항 내지 제2항의 규정'을 적용, 소비자를 현혹해 정수기처럼 판매하는 지금의 판매방식을 당장 전면 중단시켜야 한다.

이를 방치하는 것은 당국이 업체를 봐주는 형식이 돼 오히려 법을 지키는 업체만 손해를 보는 꼴이 된다.

아무리 생각해도 정수기는 정수기대로, 의료기기는 의료기기대로 각각의 사용목적과 관리기준이 있음에도, 의료기기를 관장하는 식약처가 갈팡질팡하는 것은 이해가 안 된다.

환경부가 정수기와 알칼리 이온수기능이 합쳐진 복합기기이온수 제품의 토출구를 하나가 아닌 2개로 해야 한다고 할 때도 식약처는 모호한 입장을 견지해 국민의 건강을 도외시 했다는 지적을 받은바 있다.

한국소비생활연구원이 이온수기 업체의 광고내용을 모니터링한 결과, 과학적으로 입증되지 않는 내용의 허위, 과대, 과장광고가 난립하고 있어 소비자들을 혼동에 빠뜨리고 있다고 지적했다.

이런 가운데 초기(2005년 2월) 식약처는 '음용의 알칼리수 생성'으로만 허가받은 '알칼리수생성이온수기'에서 생성된 '알칼리수'를 음용하면 마치 만병이 치료되는 것처럼 거짓·과대광고를 한데 대해, 35개 업소(35개 제품)를 적발, 행정처분 및 고발 조치한 바 있다. 하지만 그 이후에도 의료기기인 알칼리 이온수기가 먹는 물로서 시장에 정수기처럼 유통되면서 허위 과장광고 횟수는 줄어들지 않았다.

식약처가 2008년 8월 23일 한나라당 안형환 의원에게 제출한 '최근 3년간 의료용 물질생성기 허위과장광고 자료'에 따르면 2005년부터 2008년 7월까지 61건이 적발됐지만 경찰에 고발 및 수사의뢰한 경우는 17건에 불과했다. 특히 의료용 물질생성기 허위과장광고는 2005년부터 평균 15건이 적발됐지만 식약처는 미미한 고발과 행정처분을 취한 것을 제외하고는 대부분 해당지역 보건소에 적발사실을 통보하는데 그쳤다.

안형환 의원은 이런 원인으로 현행 의료기기법에 '3년 이하의 징역이나 1,000만원 이하의 벌금'을 내도록 하는 고발 및 수사의 뢰를 병행해야 하지만, 식약처의 처벌이 일시적 업무정지인 행정 처분에 의존하고 있기 때문이라고 지적했다.

문제의 업체들은 이온수기는 먹는 물인 정수기가 아닌 의료용 물질생성기로 허가 받았음에도 마치 정수기인양 수익 창출을 위해 일간지, 인터넷 홈페이지 등에 자사제품이 성인병, 비만, 암 등에 효과가 있다고 허위과장광고까지 해온 것으로 드러났다.

그러나 의료용 물질생성기인 이온수기는 현재 시중에 먹는 물로서 판매되고 있으며, 급격히 성장하고 있는 추세여서, 국민 건강 보호에도 심각한 문제를 양산시키고 있다.

미국식품의약국(FDA)이나 일본 후생성에서도 '알칼리 이온수는 먹는 물 목적으로 허가된 사실'이 없다. 물론 식약처에서도 '의료용 물질생성기는 정수기능이 있는 의료용 물질생성기라고 할 수는 있어도 정수기 개념으로 볼 수는 없다'는 유권해석을 내린바 있다. 그리고 '일반 가전기기와 달리 사용상 주의사항과 사용방법을 잘 숙지한 후 사용해야 한다'며 이온수기 사용 시 주의사항을 발표했다. 그러나 정작 이를 지켜야 할 업자들이 지키지 않으니 결국 고양이에게 생선가게를 맡긴 셈이 됐다.

식약처는 일단 소비자들에게 다음과 같은 권고는 하고 있다.

● 처음 알칼리 이온수를 마실 때는 pH범위가 중성(pH7)에 가까운 범위에서부터 소량을 마신다. 몸에 이상이 없을 경우 점차 pH단계를 높이고, 양을 늘려 마시는 것이 바람직하다

- 의약품을 복용할 때는 알칼리 이온수와 병행해 마시지 않는 것이 좋다. 양약은 알칼리 이온수와 마시면 중화작용으로 인해 약의 효과가 줄어들 수 있다

- 신장에 장애가 있거나 신부전증, 칼륨배설 장애 등의 신장 질환이 있거나 무산증 환자는 알칼리 이온수를 마시면 위험하다

- 이온수기를 사용하기 시작하면 1달에 1번 이상 알칼리 이온수가 정상적으로 만들어지고 있는지 pH테스트를 통해 확인하는 것이 좋다

- 상온에서는 밀폐용기에 1일 이내에, 냉장보관 시 밀폐용기에 3일 이내에 마시는 것이 바람직하다

- 하루 500㎖~1000㎖ 정도를 마시는 것이 적당하다.

- 알칼리 이온수를 음용해서 신체에 이상을 느끼거나 계속 음용해도 위장증상이 개선되지 않을 경우에는 음용을 중지하고 의사와 상담해야 한다.

이러한 권고 사항이 소비자들에게 얼마나 알려지고 피해를 예방할 수 있는지 그 효과에 대해서는 알 수 없지만 말이다.

식약처는 2007년 11월 19일 이 문제와 관련 '의료기기 품목 및 품목별 등급에 관한 규정 개정(안)'을 입법예고 하고, 이온수기는 기존 '의료용 물질생성기'에서 '알칼리 이온수기'로 품목을 재분류했다. 6)

---

6) 이 재분류로 업자들은 껄끄러운 '의료용 물질생성기'라는 명칭에서 벗어나 '알칼리 이온수기'라는 누구나 정수기로 오인할 만큼 호의적인 이름을 얻었다. 이렇게 더욱더 정수기로 속이고 팔아먹을 구실을 식약처에서 준 것이니 업자들이 가일층 판매에 열을 올린 것은 당연하다.

또 '제품에 대한 정의'도 기존 '물을 전기 분해해 의료용 물질을 생성하는 기구', 'pH8.5를 초과하는 알칼리수를 생성하는 기구'에서 '먹는 물인 수돗물을 전기분해해 위장증상 개선에 도움이 되는 pH를 8.5~10.0까지의 알칼리 이온수를 생성하는 기구'로 바꿨다.(그 후 다시 개정되어 현재는 pH9.2~9.8까지이다.)7)

단서 조항으로는 '의사 또는 약사와 상담 후 마셔야 한다'는 등 허가목적에 적합한 중요한 공지사항을 표기해야 한다는 것이었다.

이러한 개정으로 문제가 생겼다. 당시 환경부의 '먹는 물 수질 기준'은 pH5.8~8.5이었다. 이 점을 감안한다면, 이온수기의 경우는 강알칼리성이라는 것 때문에 pH8.5~10.0까지가 아닌 적어도 pH8.6~10.0까지가 돼야 한다는 지적을 받았다.

환경부의 먹는 물 수질기준의 최고치인 pH8.5를 생각할 때 이온수기의 최저 수준이 pH8.5라는 것은 이온수기와 정수기 양쪽 다 적용돼 정수기로 판매해도 되는 물고를 터준 것이 아닌지 의구심이 가는 대목이었다.

결국 식약처가 'pH8.5~10.0까지의 알칼리 이온수를 생성하는 기구'로 규정한 것은, 환경부의 먹는 물 수질기준 pH5.8~8.5와는 별반 다를 것이 없게 pH수치를 개정함으로써, 마치 이온수기가 정수기인양 판매하는 결과를 초래했다는 의심을 지울 길 없다.

어쨌거나 그런 개정 후 희한한 일이 벌어졌다. 이온수기 업자들은 곧바로 식약처의 개정은 아랑곳 하지 않고 pH8.5 이하로 물을 생산할 수 있는 장치를 불법 부착했다. 식약처는 전혀 여기에

---

7) 하지만 이런 '눈 가리고 아웅'하는 식의 개정이 무슨 소용이 있겠는가. 업자들은 '제품에 대한 정의'는 아랑곳하지 않고 진작부터 기기를 변조해 pH를 낮추는 장치를 달고 정수기인양 팔아먹고 있다.

대해서는 단속을 하지 않았다.

의료기기와 관련해선 손잡이가 조금 바뀐 것까지도 문제 삼는 식약처가 허가기준이 아닌 'pH8.5'이하의 물을 생산하는 것을 눈 감아주었던 것을 보면 아무리 생각해도 이해가 되지 않는다.

'pH8.5'이하의 물을 생산하는 것이 문제가 되지 않는다면 굳이 'pH8.5~10.0까지의 알칼리 이온수를 생성하는 기구'로 규정할 하등의 이유가 없는 것이다. 환경부로 넘겨 정수기로 허가받아 판매하도록 하면 되는 것이다. 이러힘에도 식약처가 왜 이온수기를 의료기기로 관리하고 있는지 이 역시 풀리지 않는 수수께끼다.

어쨌든 식약처는 이온수기의 허위 과장 광고가 끊이지 않자 '알칼리 이온수기 관리 개선방안'을 마련했는데 이것 역시 헛발질이 되고 말았다.

2008년 4월, 식약처의 '허가를 얻어야 한다'는 단서를 붙여, 이온수기의 성능을 충족시키는 업체에 한해 소화불량 개선 등 4대 효능에 대해 광고를 허용하기로 한 것이다. 식약처의 이 같은 조치는 의료용기기로 분류되고 있는 이온수기에 대한 목적(효능)이 제대로 명시되지 않아 소비자들의 혼란을 부추기고 있다는 지적을 많자, 이를 다시 인정키로 한 것이다.[8]

그리고 이러한 '의료기기 품목 및 품목별 등급에 관한 규정 개정'은 식약처의 사전, 사후관리가 제대로 되지 않아 오히려 허위, 과장광고를 더 확산시키는 결과를 가져 왔다.

당시 정수기 전문가들은 알칼리 이온수의 효과 중 위장증상 개선효과만 인정한 것이 잘못돼 알칼리수가 마치 만병통치약인 양

---

8) 1990년대 말까지 알칼리수의 효능을 일부 인정해오다 이온수기에 대한 과대·허위 광고 문제가 불거지자 이를 금지시켰었다.

그 효과를 과신할 가능성이 높다고 경고했었다.

안형환 의원도 정수기, 이온수기 등 의료용 물질생성기의 허위 과장광고 횟수는 크게 늘고 있지만 처벌은 상대적으로 미흡하다 며, 허위과장광고에 대한 당국의 처벌은 솜방망이에 불과한 만큼 식약처는 행정처분뿐 아니라 적발 회사들에 대한 무거운 처벌과 엄격한 사전, 사후관리를 해야 한다고 지적했었다.

이런 사실에 미뤄볼 때 식약처가 이온수기를 기존 '의료용 물 질생성기'에서 '알칼리 이온수기'로 품목을 재분류한 것은 이온수 기에 대해 고삐를 풀어주는 것으로, 결국 적당한 시기에 의료기기 로 허가된 이온수기를 정수기로 전환시켜주려는 의도가 (사실과 관 계없이)엿보였다.

이는 현재 이들 제품들이 의료기기 등의 저촉을 받고 있음에도 연일 정수기처럼 광고하고 판매해도 전혀 제동을 걸지 않고 있는 것이 잘 입증하고 있다.

식약처는 이러한 의문에 대하여 국민들에게 납득이 가도록 밝 혀야 한다.

다행히 이러한 꾸준한 지적이 이어지자 우연의 일치인지는 몰 라도, 아니면 이런 문제를 식약처가 감지했는지 얼마 후 식약처 는 조용하게 이온수기 규정을 바꿔 pH를 당초 8.5~10.0까지에서 9.2~9.8(pH9.5±0.3)로 변경 조치했다.

사실 알칼리 이온수기는 일반 정수기와 달리 의료기기로 분류 돼 엄격한 제한을 받아야 했다. 그러나 식약처가 이온수기에 대 해 4가지 위장증상 개선에 효능이 있다는 표시 및 광고를 허용하 자 이온수기 업체들은 기존의 의료용품이란 시각을 탈피해 건강에 좋은 일상생활용품으로 알릴 수 있는 호기로 잡고 변신을 시도했다. 식약처의 조치가 혹 떼려다 오히려 혹을 붙인 꼴이 되고 만 것이다.

이러한 일련의 현상으로 볼 때 결국 식약처가 품목을 재분류하기에 앞서 의료기기로서의 분류에 따라 엄격한 제한을 통한 사전, 사후 관리를 제대로만 했다면 관련 업체들의 허위과장광고는 엄두도 못 냈을 것이라는 지적이 지배적이다.

즉 허가는 의료기기로 해놓고도 업체들이 정수기인 것처럼 판매해도 아무런 제동을 걸지 않았기 때문에 식약처 스스로가 허위, 과장광고를 양산시키고도 처벌은 솜방망이로 끝내 결과적으로 직무를 유기했다는 지적을 면키 어려운 것이다.

필자는 이러한 조사를 하면서 경악하지 않을 수 없었다. 다시 정리하자면, 산성수도 모자라 강알칼리수를 국민들이 누구의 통제도 없이 마시고 있는 것이다. 아무리 생각해도 도저히 이해되지 않는 일이었다.

이온수기에서 나오는 물은 pH개념으로 본다면 pH9.2이상의 강알칼리로 일반인이 장복하는 것은 매우 위험하다. 특정 환자에게만 적용돼야 할 것인데 아무런 제약 없이 판매되는 작금의 현실이 너무도 황당하다. 탁상공론의 전형적인 국민 건강 내팽개치기인 것이다.

식약처가 이온수기 이용 시의 주의사항이나 일반인의 장복에 따른 위험성을 공지하는 등 나름대로의 조치를 취했다지만 이상하리만큼 업자들에게는 전혀 먹혀들지 않았다.

급기야 한술 더 떠 식약처가 소화불량, 만성설사, 장내이상발효, 위산과다라는 표시를 광고에 할 수 있도록 열어 놓으니 업자들이 식약처를 농락했다는 것도 알 수 있었다.

업자들은 오히려 광고를 하면서 이를 교묘히 이용해 사용상의 주의사항과 사용방법을 터부시하고 4대 질병에 대한 효과만 내세워 이온수기를 정수기처럼 팔기 시작했던 것이다.

이온수기의 주의사항은 매우 중요한 사안이었지만 업자들의 광고에서는 철저히 무시당했다. 그러다보니 자연히 국민들도 모를 수밖에 없었다.

산성수도 모자라 강알칼리 물을 정상적인 국민들이 매일 같이 마시고 있는데 이를 방관하는 정부는 무엇을 하고 있는지 한심하기만 하다.

다행히 한국소비생활연구원 등 여러 단체에서 자꾸만 문제점을 지적하자 미력하나마 정부의 움직임이 보이기 시작했다. 식약처가 '알칼리 이온수기'의 사용목적 이외의 허위광고에 대한 피해를 막기 위한 대국민 홍보에 나서기 시작한 것이다.

식약처는 '알칼리 이온수기'는 의료기기로서, 먹는 샘물·정수기 물과 같은 물이 아니므로 사용상의 주의사항과 사용방법을 정확히 알고 사용할 것을 당부했다. 하지만 식약처의 노력이 업계에 전혀 먹혀들지 못하는 공염불이 되고 있다.

식약처의 조치 후 시내 한 이온수기 매장에 들렀을 때 들은 충격적인 점원의 안내 멘트다. 매장을 둘러보고 있는데 한 점원이 가까이 다가와서 말을 건넸다.

"손님! 정수기 찾으세요?"

그는 다짜고짜 정수기라는 말을 내뱉었다.

"예! 그런데 알칼리수 나오는 정수기 좀 보러 왔습니다."

"아 예! 아주 좋은 신상품 많이 나와 있습니다. 이쪽으로 오시죠."

점원이 안내하는 코너에는 신상품으로 보이는 이온수기들이 잘 진열돼 있었다.

필자는 점원에게 자신은 정수기에 대해 잘 모르는 사람이니 충분한 설명을 해달라고 부탁했다. 필자의 말이 끝나기도 전에 점원의 유창한 제품 설명은 시작했다.

예상했던 대로 4대 질병은 물론이고, 정수기보다 더 획기적인 제품임을 스스럼없이 자랑했다. 마치 그 점원이 지목한 이온수기를 사면 금방이라도 병이 나을 것 같은 착각에 빠질 정도였다.

세상에 둘도 없는 물이 나온다는 사탕발림도 모자라 특별 할인까지 해준다며 한 대 구입할 것을 재촉했다. 듣고 있자니 한심하다는 생각이 든 필자가 물었다.

"여기서 나오는 물 아무나 먹어도 되나요?"

"그럼요. 알칼리수라 누구나 먹을 수 있는 거예요."

점원은 이온수기 진열장 밑에 있던 신문광고 하나를 꺼내 보였다.

한 일간지 광고에는 소화불량, 만성설사, 장내이상발효, 위산과다에 특효가 있다는 글자가 대문짝만하게 쓰여 있었다.

"이것보세요, 이 물이 위장병에 좋다는 광고까지 하잖아요."

참으로 뻔뻔했다. 이온수기에 대해 아는 사람은 몰라도 그렇지 못한 사람들은 누구라도 속아 넘어 갈 상술의 극치였다.

그 어디에도 '의사 또는 약사와 상담 후 마셔야 한다'는 공지사항은 보이지 않았다.

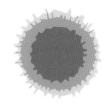

국민 건강은 도외시한
저수조 기술 논쟁

2011년 정수기 시장에는 난데없는 기술논쟁이 벌어졌다. 산성수의 진실을 놓고 코오롱과 웅진코웨이가 벌였던 수질논쟁 후 다시 기술논쟁이 벌어진 것이다. 2012년 7월 현재까지 여진이 남아 있었던 LG전자와 웅진코웨이가 기술력을 놓고 벌인 한판 승부는 쉽게 보아 넘길 일이 아니다.

언뜻 보기에는 단순한 기술논쟁 같지만 이는 국민 건강에 심대한 영향을 미칠 수 있는 중요한 문제임에는 분명하다. 그러나 국민들의 눈에는 건강과 직결된 문제보다는 관련 기업들의 논쟁만 보일 뿐이다.

정수기 시장의 절대 강자 웅진코웨이와, 점유율 2% 미만인 후발 신생주자 LG와의 기술력 논쟁은 계란으로 바위치기겠지만 국민들의 눈은 안전성과 위생적인 문제에 고정시켜 볼 필요가 있다. 이 싸움 역시 어떤 문제가 국민 건강에 악영향을 줄 수 있는

지를 밝히지 못하고 수면 아래로 가라앉을 가능성이 농후하기 때문이다.

이 논쟁은 LG 측이 TV광고를 통해서 먼저 촉발시켰다. LG전자는 웅진 측을 겨냥해 약품살균 및 플라스틱 수조 제품의 불안전성을 홍보하는 비교 광고를 내보냈다.

LG전자는 '헬스케어 정수기'를 광고하면서 '플라스틱 수조로 받은 물은 먹는 물이 아니라 씻는 물입니다', '약품 살균한 물은 먹는 물이 아니라 노는 물입니다'라는 문구를 내보내면서 배경으로 욕조에서 목욕하는 여인과 수영장 풍경을 사용했다.

이 광고는 경쟁사 정수기는 목욕조나 수영장을 채우는데 쓰는 제품이라는 의미를 은연중에 깔고 있었다.

업계 1위인 웅진코웨이 측이 즉각 반발했다. "다른 정수기는 모두 먹기 부적합한 물을 만든다는 말이냐?"고 항변하고 LG전자에 광고를 중지할 것을 요청하는 내용증명을 보냈다. 이후 웅진코웨이는 당시 비방 영업행위를 이유로 공정거래위원회에 LG전자의 전자제품 전문매장인 LG베스트샵을 제소했다.

반면 LG전자 측은 오히려 황당하다며 "정수기 광고를 보면 플라스틱 저수조에 담긴 정수기의 물이 먹는 물이 아니라는 직접적인 표현은 어디에도 없다"면서 "플라스틱보다 상대적으로 위생적인 스테인리스 저수조의 장점을 광고적으로 표현한 것 일 뿐이지 경쟁사를 직접적으로 비교한 것은 아니다"고 반박했다.

그러나 LG전자 측의 '플라스틱 수조로 받은 물은 먹는 물이 아니라 씻는 물입니다'라는 공격적 단어 뒤에는 산성수는 먹는 물이 아닌 씻는 물이라는 의미를 우회적으로 표현하고 있다.

사람의 혈액은 pH 7.2의 약알칼리이므로 마시는 물도 약알칼리수가 좋지만 반면에 우리 피부는 약산성물로 씻는 것이 좋기 때문이다.

여기에서 양측의 논쟁을 가만히 보면 살균 횟수에 따른 수조위생이 중심에 있다.

LG전자는 스테인리스 수조의 경우 플라스틱수조와 달리 '휘발성 유기화합물이 없어 환경 호르몬 걱정이 없고, 물때나 세균의 번식도 어려워 훨씬 위생적이라는 점'을 강조하고 있다. 반면 웅진코웨이 정수기는 살균횟수에 중점을 두고 있다. '전기분해 살균수가 5일에 한 번씩 자동으로 살균한다'는 것이다.

이런 논쟁은 현재 LG전자 정수기는 스테인리스 저수조를 사용하는 반면 웅진은 플라스틱 저수조를 사용하고 있는데서 비롯됐다.

그런데 양측의 주장이 세균발생 측면에서 상반된 주장을 하고 있다. 웅진코웨이 측은 '2개월에 한번 꼴인 약품 살균과 플라스틱 수조형 제품이 살균 없는 전기분해 방식과 스테인레스 수조보다 안전하다는 점이 임상실험을 통해 수차례 확인됐다'고 주장한다. 그러나 LG전자 측은 '상온에서 플라스틱 수조의 세균 발생이 스테인레스의 3배 이상임이 실험으로 확인됐다'며 자사 제품의 우수성을 강조하고 있다.

양측의 주장으로 볼 때 모두 문제가 있거나, 어느 한쪽에 심각한 문제가 있음은 분명하다. 이는 양측의 논쟁에서 심심찮게 환경 호르몬, 물때, 세균 번식이라는 용어들이 약방의 감초처럼 오르내리고 있기 때문이다.

정수기가 헬스케어 가전으로서 소비자들의 선택을 받으려면 제품의 위생을 강화해 깨끗하고 건강한 물맛을 제공하는 것이 최우선이 돼야한다. 마케팅과 광고에 대한 논란을 하기보다는 소비자 관점에서 불안 심리를 제거하는데 먼저 신경을 기우려야 한다는 것이다. 하지만 양사의 논쟁은 웅진코웨이에게는 제품에 대한 자신감 부족, LG전자 측에는 선두 업체를 흠집 내는 감성형 노이즈 마케팅으로 비쳐지고 있다.

이것이 과연 국민 건강을 가장 먼저 생각해야 하는 정수기 회사들인지 이해가 안 될 뿐이다.

필자의 견해로는 정수된 물이 담기는 용기의 안전성을 얘기 할 것이 아니라 정수되는 물의 건강성을 얘기해야 할 것이다. 두 회사 모두 역삼투압 방식의 정수기이다. 먹어서는 안 되는 물인데 이것을 담는 용기가 스테인리스 저수조든 플라스틱 저수조든 무슨 상관이겠는가?

두 회사는 제대로 된 물을 생산하는 것이 급선무이다.

한 가지 더 가장 최근(2015년)의 저수조 논쟁은 이렇게 발전했다. 스테인리스 저수조든 플라스틱 저수조든 저수조에 물이 담기는 순간 세균은 급격하게 증식한다는 것이다. 정체되어 있는 물의 세균은 증식하는 것은 당연한 얘기다.

더불어 밤새워 밤을 덥히거나 냉각하느라 막대한 전기를 쓴다.

에너지 전문가들은 냉장고처럼 항상 전원을 켜두는 정수기는 가정 내 전력 낭비의 '주범' 중 하나라고 설명한다.

2015년 7월 23일 동아일보의 [내가 바뀌면 세상이 바뀝니다] 코너의 기사를 보자.

에너지관리공단에 따르면 용량 3L짜리 정수기가 소모하는 전력량은 900L 냉장고의 1.7배다. 공단 관계자는 "기종에 따라 차이는 있어도 정수기는 냉수와 온수의 온도를 유지하기 위해 끊임없이 전력을 소모한다"고 설명했다.

  -중략-

  전문가들은 온수 기능을 자주 쓰지 않는 여름철에는 정수기 전원을 꺼두라고 조언한다. 시중에 나와 있는 대부분의 정수기는 전원을 꺼도 정수 기능이 유지된다. 차가운 물을 마시기를 원하면 정수된 물을 통에 담아 냉장고에 보관하면 된다.

  자동타이머 전원차단 장치를 구입해 이용하는 것도 도움이 된다. 이 장치를 콘센트에 꽂고 정수기의 플러그를 연결해두면 정해진 시간에 전원이 자동으로 차단된다. 사용자가 버튼을 누를 때마다 필요한 만큼의 물만 걸러 냉수나 온수를 쓸 수 있도록 한 '직수형 정수기'를 선택하는 것도 전기를 아끼는 방법이다.

동아일보 김철중기자 2015-07-23 [내가 바뀌면 세상이 바뀝니다]

[7월의 주제는 '절전'] 중에서 발췌

이 기사대로라면 어떤 재질이든 상관없이 정수기의 저수조는 백해무익한 물건이며 냉온수기 저수조는 세균의 온상이자 전기만 잡아먹는 애물단지인 셈이다. 물론 일반 음식점이나 업소 등에서는 그 편리성으로 어쩔 수 없이 냉온수기를 써야할 경우가 많다. 그런 경우라도 철저한 관리로 에너지 절약과 세균 증식에 대비 점검과 철저한 소독 등으로 각별한 주의가 당부된다.

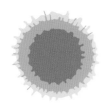

방사능 마케팅의
얄팍한 상술

2011 년 3월 11일 일본 북부 이와테현 미야코는 순식간에 '쓰나미'로 초토화가 됐다. 우리는 자연의 무서움을 생중계를 보듯 TV를 지켜보았다. "이럴 수가!"를 연발하면서도 남의나라 일인지라 그저 안다까울 따름이있다.

지진과 쓰나미의 위력은 순식간에 원전사고로 이어졌다. 뒤 이어 전 세계는 일본 원전 방사능이 주는 공포의 도가니 속으로 빠져들었다. 더욱이 일본과 근접한 위치에 있는 우리나라로서는 절대 안심지역이 되지 못한다는 뉴스들이 쏟아져 나오기 시작했다. 국민들의 불안 심리가 춤추는 언론의 등줄기를 타고 갈팡질팡하기 시작했다. 그리고 드디어 작품이 나왔다.

가장 먼저 역삼투압방식 정수기를 생산하는 웅진코웨이가 노이즈마케팅의 첨단이라고 할 수 있는 방사능마케팅을 앞세우고 전면에 나섰다. 기다렸다는 듯이 언론들이 맞장구를 쳤다. 국민들은 뭐가 뭔지 모른 채 고개를 한쪽으로 돌렸다. 그리고는 이내 마취된 듯 주머니를 열었다. 위험을 피해보겠다고 멀쩡한 정수기를 버리고 이들 회사의 제품을 선택했다.

수없이 속았으면서도 이번 역시 예외는 아니었다. 이 회사는 성공적인 방사능 마케팅으로 막대한 이익을 챙겼다. 하지만 기업은 배가 불렀을지 모르나 이런 상술에 지갑을 연 국민들을 일순간에 바보가 되어 버렸다.

이들 회사가 주장하는 내용들은 언뜻 보면 그럴 듯하다. 그러나 이는 수돗물의 불신을 부채질하고, 필터 문제를 간과하고 있었다. 알고 행한 행동이라면 국민을 두 번 바보로 만든 것이나 다름없다.

쓰나미가 덮친 뒤 한 달여, 2011년 4월 20일 웅진코웨이는 "4월 초 일본환경조사연구소와 공동으로 '정수기 필터의 물 속 방사성물질 제거시험'을 실시한 결과, RO멤브레인 필터가 세슘$(Cs-134,137)$은 95%, 요오드$(I-131)$는 99.4%를 제거했다"고 밝혔다.

이 시험은 방사성 물질이 포함된 후쿠시마 빗물시료를 대상으로 시험을 실시했는데, 정수된 물 속 잔류 방사성 물질의 양은 세계보건기구(WHO)에서 제시한 '음용수 방사능 물질 허용한도 가이드라인'인 1리터당 10Bq/L를 밑도는 수치라는 게 회사 측 설명이었다.

또한 웅진코웨이 환경기술연구소 이선용 상무는 이와 관련 "이번 시험은 정수기의 RO멤브레인 필터가 마시는 물속의 방사성 물질을 제거하는데 가장 효율적인 방법임을 확인한 것"이라고 말했다.

이 결과를 바탕으로 웅진코웨이는 자사 정수기에서 사용하는 역삼투압(RO) 멤브레인 필터가 원전 사고가 일어난 일본 후쿠시마현의 빗물 속 방사성 물질을 95% 이상 거를 수 있다며 대대적인 광고를 내보냈다. 국내 언론들도 이들 회사가 주장하는 내용을 근거로 웅진코웨의 제품이 방사성 물질을 걸러내는 유일한 정수기라고 치켜세웠다. 물론 곧바로 청호나이스도 가세했다. 같은 역삼투압 정수기를 판매하고 있기 때문이다.

여기까지만 보면 문제 될 것이 없어 보인다. 즉, 가장 중요한 안전성에 대한 문제는 묻어 버리고 방사성 오염물질을 '거르느냐, 못 거르느냐'의 문제만 앞세워 제품 홍보에 적용한 것이기 때문이다.

하지만 진실은 달랐다. 웅진코웨이가 주장하는 것처럼 역삼투압 정수기가 적용하고 있는 RO 멤브레인 필터를 사용할 경우 방사성 오염을 거의 제거한다고 인정해도, 안전성은 담보하지 못한다는 것이다. 이는 방사성 물질이 설사 걸러진다 하더라도, 한마디로 걸러진 필터는 방사성 폐기물이 되기 때문에 재사용 시에는 오히려 해가 될 수 있다는 점 때문이다.

한국원자력안전기술원 윤주용 박사는 "역삼투압 방식의 정수기는 방사성 물질을 제거할 수 있지만 필터 교환 등 제대로 관리해야 한다"고 강조했다.

필터 전문가들도 "정수기 필터에 그대로 남아있는 방사능 물질이 계속해서 쌓여 농도가 높아지면 방사선이 나올 우려가 있다"면서 "정수기 마다 필터 교체시기를 지정해 놓고 있는데 방사능 물질을 거른 필터를 지정 교체 시기까지 계속해서 사용하는 것은 문제가 있다"고 우려했다.

교원L&C 기술연구소 관계자도 "세슘과 요오드 등이 제거되더라도 완전히 소멸되는 것이 아니라 결국 필터에 남아 있게 된다"며 "이 과정에서 방사선이 방출될 수 있기 때문에 제거가 곧 안전하다는 의미는 아니다"고 염려했다.

또한 원자력 전문가들은 걸러진 방사성 물질(세슘, 요오드)이 필터에 남아 있을 경우 지속적으로 외부에 방사선을 방출할 수 있다고 경고했다. 즉, 콘크리트로 감싸도 빠져나오는 것이 방사선인데 이것까지 막을 수 있다는 것은 어불성설이라는 것이다.

따라서 한번 사용하고 나면 필터를 갈아야 이러한 문제가 해결될 것인데 당시 웅진코웨이와 청호나이스 측은 이 문제에 대해서는 조금도 언급을 하지 않았다.

정수기업계 관계자들 역시 '역삼투압방식이 세슘과 요오드 등의 물질을 걸러낸다 하더라도 필터에서 완전히 제거되지 않는 한 집안이나 사무실에 방치된 상태가 오히려 더 위험할 수 있다'고 우려했다.

이는 방사성 물질을 걸러낸 필터는 바로 교체해야만 안전을 보장받을 수 있다고 볼 때 매번 사용 후 곧바로 필터를 교체하는 것은 현실적으로 불가능하다는 것이었다.

그럼에도 코웨이와 청호 등 역삼투압 판매 회사들은 그저 '걸러낸다'는 데에만 초점을 맞춰 노이즈마케팅을 실시했고 어찌됐건 이 회사들은 대박을 쳤다.

누리꾼들의 비난도 쏟아졌다. 한 누리꾼은 "문제는 방사능 물질을 걸러낸 필터는 바로 교체해야 하는데, 매번 물을 마실 때마다 필터를 교체하는 것이 현실적으로 불가능하다"며 너무 믿지 말 것을 주문했다.

또 다른 누리꾼은 "정수기의 종주국일 수 있는 일본에서 도쿄 수돗물을 아이에게 먹이지 말라는 발표를 했다"면서 "만약 역삼투압으로 해결될 물일 경우 '(일본 정부가) 아이를 위한다면 일본 국민이여! 역삼투압 정수기를 사라'라고 발표 하겠죠"라고 꼬집었다.

한국원자력연구원 강문자 박사(환경방사능 평가팀장)는 "방사성 물질이 필터에 걸러졌을 때 농도가 낮으면 문제가 되지 않을 것"

이라며 "하지만 필터에 쌓이면서 농도가 높아지면 방사선이 나올 우려도 있는 게 사실"이라고 지적했다.

전문가들의 이러한 지적을 종합해볼 때 방사성 물질이 필터에 걸러져 남아 있는 상태에서 계속 사용하는 것이 오히려 해로울 수 있다는 사실도 무시해서는 안 된다는 것이다. 때문에 방사성 물질이 정수기 내에서 완벽하게 제거되는 것이 아닌 만큼 필터에 방사능 물질이 남아 있을 것에 대비해 필터 교체에 관한 부분까지 함께 고려하지 않은 마케팅은 국민을 현혹해 잇속만 챙기려는 속셈과 다름없다는 지적을 받았다.

역삼투압 정수기가 오늘날 이처럼 성장한 이면에는 수돗물 불신이라는 네가티브 전략이 한 몫을 했다. 그런데 당시 웅진코웨이와 청호나이스가 펼쳤던 방사성 마케팅은 이의 연장선상에 있었다고 할 수 있다.

마치 일본에서 유출된 방사성 물질이 공기와 비를 타고 한반도에 내릴 경우 수돗물이 오염돼 결국 국민들이 마시게 되면 암 등의 질병에 걸릴 것처럼 착가하도록 만들어 비린 것이다.

일본 방사성 물질 피폭과 관련된 위기감에 편승해서 몇몇 회사들이 이익에 눈이 멀어 우리나라 수돗물도 안전할 수 없다는 또 다른 위기감을 조성해 자사 정수기를 판매한 셈이 된 것이다.

그렇다면 과연 우리나라 수돗물이 이들 회사들과 일부 언론들이 조장하고 있는 위기감처럼 '위험한 것이냐?'하는 문제다.

결론은 그렇지 않다. 전국의 광역상수도를 건설·관리하는 K-water가 전국의 수계별 대표 광역상수원 4개소와 대표 정수장 4개소에 대하여 지속적으로 방사성 세슘과 요오드를 분석한 결과, 상수원과 수돗물에서 모두 방사성 물질이 검출되지 않아 안전한 것으로 확인됐다.

특히 K-water는 전국의 대표 광역상수원 11개소, 정수장 11개소 등 총 22개소를 대상으로 발생 당시부터 방사성 물질에 대한 감시를 2주 간격으로 지속적으로 실시해 상수원과 수돗물의 안전성 감시에 총력을 기울이고 있다고 밝혔다.

수자원공사도 "전국 광역상수원 12곳과 정수장 31곳 등 43곳에서 방사성 세슘 검출조사를 한 결과 상수원과 수돗물에서 모두 세슘이 검출되지 않았다"고 밝혔다.

당시 이만의 환경부 장관도 일본 방사능 노출 사건으로 우리나라 수돗물도 위험할 수 있다는 우려를 일축했다. 이 장관은 일본 방사능 노출로 우리나라 수돗물에서도 방사능 물질이 검출 될 수 있다는 우려와 관련 "우리나라 수돗물 공급 시스템을 볼 때 먹는 물은 절대 안전하다"고 밝혔다.

이 장관은 "방사능이 물에 미치는 영향은 크게 두 가지인데, 요오드는 일반 정수처리 방법으로도 완벽히 제거할 수 있고, 세슘도 현재 우리나라 정수처리 시스템에서는 활성탄을 투입하기 때문에 걱정하지 않아도 된다"고 거듭 강조했다.

환경부 의견도 일치했다. 환경부는 '방사성 물질에 대한 환경부 의견'을 통해 일본에서 발생된 원전사고로 인해 수돗물에 미치는 영향은 없을 것으로 판단했다. 특히 요오드 131의 경우 반감기가 8.04일로 마시더라도 쉽게 소변으로 방출되며 휘발성이 강한 기체상으로 존재하여 상수원수에서 검출될 가능성은 희박하다고 밝혔다. 또한 일반적 정수공정으로는 20%미만 처리가능하나 활성탄 투입 시 60~70%까지 제거가 가능하다고 덧붙였다. 이와 함께 세슘 137의 경우는 반감기가 30년으로 원전사고에서 발생되는 방사성 오염물질 중 가장 위험성이 크나 일반 정수처리로 처리 가능하다고 강조했다.

환경부 관계자는 "정부가 방사성 물질에 대한 최대한의 조치를 하고 있기 때문에 큰 걱정은 하지 않아도 된다"면서 "정수기가 방사성 물질을 걸러낼 정도로 수돗물 상태가 심각해지면 그 보다 먼저 수돗물 공급이 중단 될 것"이라고 수돗물 불신에 너무 민감해할 필요가 없다고 밝혔다.

그렇다면 수돗물 불신이라는 위기감에 편승해 방사성 물질까지 걸러낸다고 광고하는 역삼투압방식의 정수기는 문제가 없는가?

역삼투압방식의 정수기도 문제가 있기는 마찬가지다. 다만 다양한 문제들이 국민들에게 제대로 잘 알려지지 않았을 뿐이다.

그런데 몇 년 전부터 이상한 조짐이 포착됐다. 전문가들이 시중에 설치된 역삼투압 방식의 정수기 pH조사와 TDS검사를 한 결과를 보면 청호나이스는 별반 차이가 없지만 코웨이 제품은 변화가 감지됐다.

역삼투압 막을 열었던시 아니면 다른 필터를 사용해 방식을 바꿔가고 있는 것이 아닌가 하는 의구심이 들고 있다.

현재 시중에 설치된 코웨이 제품들 중 상당수는 pH6.5 이상 pH7까지 이르는 경향을 보이고 있다. 기술적으로 역삼투압방식이라면 미네랄과 중금속을 모두 걸러내 증류수라는 점에서 pH가 이처럼 올라갈 수 없다. (92페이지부터 99페이지까지 그림 참조)

곧 코웨이 정수기의 pH상승은 물속에 미네랄이 들어 있던지 아니면 중금속이 있던지 둘 중 하나다. 그렇다면 현재의 정수기로는 방사능을 걸러낼 수 없다는 결론이다.

어찌됐건 웅진코웨이는 쓰나미에 의한 일본 원전 사고로 방사능 유출문제가 이슈화 됐을 때 역삼투압 방식 정수기가 방사능도 걸러낸다고 노이즈 마케팅을 펼쳐 엄청난 부가수익을 창출했다. 또 녹조문제가 닥쳤을 때도 방사능 마케팅의 효과 때문에 짭짤한 재미를 봤다.

반면 청호나이스가 웅진코웨이를 따라 방사능 효과를 내세우며 펼친 이른바 '방사성 마케팅'광고가 허위·과장광고로 지목돼 시정명령을 받았다.

청호나이스는 당시 중앙일간지 등에 "우리 아이가 마시는 물이라면 방사능(요오드, 세슘 등)걱정도 없어야 합니다! 청호나이스 역삼투압 정수기 미국 환경청도 인정했습니다. 100% 역삼투압 방식은 오직 청호나이스 뿐!"이라는 광고를 냈다.

청호나이스의 이 광고에 대해 필자는 소비자를 기만하는 전형적인 노이즈마케팅 광고라고 지적했다. 그러나 숨죽이고 있던 공정거래위원회는 이 광고와 관련 1년 8개월이 지난 뒤에야 "소비자 오인을 불러올 수 있는 허위·과장광고"라고 판정했다.

이는 미국 환경청이 역삼투압 멤브레인 필터가 방사성 물질을 제거하는 방법의 하나라고 제시했을 뿐, 청호나이스 역삼투압 정수기의 방사성 물질 제거 성능을 '인정한 적이 없기 때문'이라고 공정위는 밝혔다. 그러나 같은 시점 유사 마케팅을 펼친 웅진코웨이는 신문기사 등을 통해 대대적인 홍보를 했음에도 청호나이스와 같은 시정조치는 받지 않았다.

이러한 공정위 처벌의 이중 잣대에 대해 정수기를 생산하는 업계 관계자들은 물론 일부 시민단체 관계자들도 이해가 안 된다는 입장을 보였다.

시민단체 관계자들은 "청호나이스 못지않게 웅진코웨이도 방사성 기사를 통한 홍보로 상당한 판매고를 올렸다는 보도가 있었다"며 "직접적인 광고보다 기사를 읽고 정수기를 구입한 사람들도 상당수일 것인데 청호나이스만 시정명령을 받는 것은 공정위가 그동안 소비자 보호를 위해 이 분야 감시를 강화하겠다고 한 것을 스스로 부인하는 것"이라고 지적했다.

업계 관계자들도 "국민을 기만하는 행위는 업계 전체의 불신을 야기하는 악덕 상술과 같은 것"이라며 "물건이 다 팔리고 난 뒤 다른 마케팅에 돌입한 시점에서 시정명령을 내리는 것은 솜방망이 처벌이 아니라 관련 업체 봐주기"라고 꼬집었다.

결국 노이즈 마케팅과 허위 과장광고로 이들 회사들이 관련 제품을 팔아 이득을 챙긴 뒤에야 공정위가 흐지부지 솜방망이 처벌로 끝냄으로써 업체만 배불린 셈이 됐다.

생각하면 억울하고 속이 쓰리겠지만 그 당시 방사능 물질이 겁이 나 이들 회사의 정수기를 구입한 사람들은 이런 식으로 속아서 샀다고 보는 것이 옳다.

무지한 국민들이 안타깝나. 순수한 국민을 속여 뱃속을 채우는 기업의 속성이 너무 밉다.

공포나 불안 심리는 사회 구성원들이 충분한 정보나 지식을 갖지 못할 때 생기는 자연적인 현상이다. 이 심리를 부추겨 이익을 챙겨보려는 기업이 있다는 것 자체가 아직은 우리 사회가 덜 성숙돼 있다는 반증이다.

이를 종합적으로 따져보면 결국 정수기가 방사성물질을 걸러 낼 정도로 수돗물 상태가 심각해지면 그보다 먼저 수돗물 공급이 중단 된다는 사실이었다. 즉 방사성 물질이 정수기를 통해 걸러질 이유는 털끝만큼도 없다는 것이다.

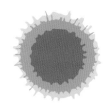

이상한 소주전쟁

우리가 가장 즐겨 마시는 술은 막걸리, 소주, 맥주, 양주 등 다양하지만 그중에서도 소주의 판매량이 가장 많다. 모든 술의 대부분이 물이기 때문에 주류에도 물에 관한 논쟁은 비켜가지 않는다.

몇 해 전 소주시장의 왕자는 참이슬이었다. 경쟁업체인 롯데주류의 '처음처럼'이 '알칼리 환원수'를 내세워 대대적인 광고로 치고 나왔다.

알칼리 환원수 소주는 때마침 불어온 웰빙바람을 타고 소주 시장의 70-80%를 점유하며 판매 1위 기업이 되었다. 소주 시장 불변의 강자 진로의 참이슬을 제친 것이다. 그리고 이상한 일이 벌어졌다.

2012년 봄, 이상한 인터넷 방송이 등장한 것이다. 전문가들의 인터뷰와 '처음처럼' 공장을 취재하여 '처음처럼'의 알칼리 환원수를 고발하는 내용의 다큐 프로그램이었다.

방송에서 교수와 의사 등 전문가들은 알칼리 환원수를 많이 마시면 심할 경우 죽는다고까지 말했다. 그 인터넷 방송국의 다른 컨텐츠의 클릭 수는 모든 프로가 100건이 안될 정도로 미미했는데 이상하게도 그 방송만 1만여 건이나 되었다. 어쨌든 인터넷의 특성상 네티즌들은 곧 퍼나르기를 시작했고 시장은 즉각 반응하여 '처음처럼' 소주의 불매 운동이 벌어졌다. 알칼리 환원수 소주가 몸에 좋은 줄 알고 먹었던 사람들이 기겁을 한 것이나.

그러자 롯데 주류의 반격이 시작됐다. 인터넷 방송국에 항의(?)했는지 어쨌는지는 모르지만 방송을 내리게 하고, 경쟁업체인 참이슬의 모함이라며 검찰에 고소를 했다. 검찰은 전격적으로 참이슬 본사를 압수수색했다. 이것이 2012년 7월 10일까지의 상황이다. 그리고 지금 현재 소주시장의 점유률은 누군가의 뜻대로 '처음처럼'과 '참이슬'이 50/50이라고 한다. 불과 몇 달 사이에 점유률에 급변이 생긴 것이다.

무엇인가 데자뷰가 떠오르지 않는가? 십 수년 전 농심과 삼양라면의 우지 파동을 연상케 한다. 시장의 절대적 강자였던 삼양라면에 대하여 경쟁업체 측이 네거티브마케팅의 진수를 보여준 공업용 우지 파동과 정확히 닮은꼴이다.

당시 우지를 해외에서 수입하던 삼양라면은 근거 없는 공업용 우지라는 괴물에게 수십 년이 지나도록 헤어나지 못했고 기나긴 소송 끝에 승소하여 그 오명을 벗었지만, 이미 상처뿐인 영광으로 라면업계 최고의 자리를 농심에게 내주고 말았다.

그것과 거의 똑같은 네거티브마케팅이 21세기 대한민국에서 재현됐던 것이다. 기업 간의 전쟁이야 먹고 먹히는 정글에 다름없지만 아직도 이런 추악한 전쟁으로 자사의 이득을 추구한다는 발상에 놀랄 뿐이다. 이들은 자사의 이익 앞에서 국민의 혼란이나 건강은 아랑곳하지 않는다.

어쨌든 이번 사태는 라면업계처럼 그렇게 길게 가지는 않을 듯하다. 이미 검찰의 압수수색이 진행돼 그 결과가 곧 나올 것이기 때문이다.

그런 와중에 또 하나 재미있는 프로그램이 방영되었다. 종편 방송인 JTBC에서 2012년 7월 8일 심층보도를 통해 '소주 물논쟁'의 다른 시각을 방영한 것이다.

처음 논쟁에 불을 질렀던 인터넷 방송은 분명 알칼리 환원수를 많이 마실 경우 위장장애, 피부질환, 심장마비 등 알칼리 환원수의 폐해에 대해 집중적으로 보도했다. 그러나 JTBC가 방송에서 밝힌 바에 따르면 국내에서 판매되는 대부분 소주의 pH가 약알칼리수라는 것이었다.

실험을 통해 조사해 보니 한라산 pH7.12, 화이트 pH8.24, 참이슬 pH8.1, 처음처럼 pH8.1, 맛있는 참 pH7.97, 잎새주 pH6.91, 등 잎새주만 약한 산성일뿐, 나머지 다른 소주들은 모두 약알칼리수라는 것이었다.[9]

범인으로 지목받은 참이슬도 pH8.1, 나쁜 물을 쓴다는 처음처럼도 pH8.1이 나왔으니 참 웃기는 이야기다. 알칼리수를 같이 쓰면서 다만 알칼리 환원수라는 호칭을 먼저 쓴 '처음처럼'을 부수기 위해 이상한 짓을 한 결과가 된 것이다. 물론 검찰에서 조사 결

---

9) 3-4년 전에는 '처음처럼'만 약알칼리수였고 다른 소주들은 모두 산성수였는데 지금은 거의 전부 약알칼리수를 쓰고 있다고 한다. 정수기 업계가 아직도 산성수를 팔아먹고 있는 데에 비추어 소주 업계는 그래도 산성수에 대한 위험성을 일찍 간파한 셈이라고 볼 수 있다.

과가 나와야겠지만 이 술이나 저 술이나 어느 술을 먹던 약알칼리수였다는 것을 안다면 업체에 농락당한 시민들이 얼마나 황당해 할까?

사실 이러한 문제가 발생한 이면에는 정부의 무능으로 촉발된 우리의 무지에 있다. 특히 이번 일의 당사자인 롯데 주류나, 범인으로 지목받고 있는 참이슬 측이나 진정한 알칼리 환원수의 정체에 대해서 너무나 무지하다는 사실에 경악을 금치 않을 수 없다.

문제가 된 알칼리 환원수를 비롯히여 전기 분해수의 명칭에 대해 정리한 아래의 표를 보자.

	이온수기 ○○사	이온수기 ○○사	전기 정수기 ○○사
명칭	전해 알칼리 이온수	전해 알칼리 환원수	전해 약알칼리수
구분	의료용 물질생성기	의료용 물질생성기	정수기
허가 관청	식약처	식약처	환경부
pH허가기준	~9.8 (pH9.5±0.3)	9.2~9.8 (pH9.5±0.3)	7.4~8.5
마시는 조건	의사의 진단 필요함	의사의 진단 필요함	의사의 진단 필요 없음
환원능력	있음	있음	있음
이온	있음	있음	있음
특징	정수기가 아닌데 허가 기준과 달리 pH를 임의로 조절하여 정수기로 팔고 있음	정수기가 아닌데 허가 기준과 달리 pH를 임의로 조절하여 정수기로 팔고 있음	환경부 기준에 맞는 정수기

이 표에서 볼 수 있는 것처럼 pH8.1의 '처음처럼' 소주는 아무 문제가 없다. 물론 JTBC가 방송에서 밝힌 대로 한라산, 화이트, 맛있는 참, 참이슬도 전혀 문제가 없다. 모두 pH가 약알칼리성이기 때문이다. pH6.91의 잎새주만이 약산성을 띠고 있는데, 사이다나 콜라[10]에 비해서는 이 술도 매우 양호한 셈이다.

그래서 인터넷 방송을 본 필자의 생각으로는 그 방송에 등장한 전문가나 의사, 교수들이 환원수라고 하니까 pH9.2 이상의 강알칼리가 나오는 의료용 물질생성기로 생각하고 그런 말을 하지 않았나 생각한다. 그렇다면 그들의 말이 맞는다. 왜냐하면 의료용 물질생성기의 최소 허가기준이 pH9.2이므로 그런 강알칼리수를 의사의 처방에 따르지 않은 일반인이 장시간 복용한다면 심각한 상황이 올 수 있기 때문이다.

따라서 롯데 주류 측이 '처음처럼'의 물에 '알칼리 환원수'라는 명칭을 쓰는 한, 일부 학자들에게서 끊임없이 의료용 물질생성기에서 나오는 pH9.2이상의 강알칼리수로 오해 받을 수 있다. 때문에 '처음처럼' 소주의 물이 '약알칼리 환원수'라고 밝혀야 그러한 비판에서 자유로울 수 있을 것이다.

사실 이 알칼리 환원수와 알칼리 이온수라는 명칭이 세상에 나온 것은 앞에서 말한 의료용 물질기기로 허가받아 임의로 정수기로 속여 파는 업체들이 만든 단어다. 그들은 '의료용 물질생성기'라는 명칭이 판매에 걸림돌이 되자 정수기로 팔기 위해 그때까지 없던 '알칼리 환원수'니, '알칼리 이온수기'니 하는 명칭을 만들었고, 무슨 이유에서인지 식약처는 품목 분류에서 '의료용 물질생성기'로 되어 있는 것을 '알칼리 이온수기'라는 명칭으로 개정해 주었다.

전기분해 알칼리 환원수는 풍부한 수소로 활성산소를 제거하여 몸의 pH를 환원시킨다는 뜻에서 붙일 수 있는 이름이고, 알칼

---

10) 콜라와 사이다는 pH2.5~3.0, 맥주는 pH2.5~3.0, 위스키는 pH2.0~3.0이다.

리 이온수기 역시 몸에 좋은 이온수가 다량 함유되어 있을 때 붙일 수 있는 이름이다. 그런데 이런 이온이나 환원력이 풍부한 수소는 이미 국내 기술진이 개발한 전기 분해 약알칼리수에 포함되어 있는 물질들이었다.

결국 이런 이름들은 의료용 물질생성기를 생산, 판매하는 업체들이 이미 국내 기술진에 의해 개발되어 판매되고 있는 약알칼리 정수기와 차별화하기 위하여 그런 이름을 붙인 것이다.

이미 그런 물을 만드는 정수기가 있음에도 마치 뭔가 새로운 것을 개발한 것인양 오직 정수기로써의 판매를 위해서 말이다.

결국 이상한 개정과 변조된 부분을 단속조차 하지 않는 식약처 때문에, 광고에 속은 국민들이 가장 큰 피해자이고, 의료용 물질 생성기를 정수기로 둔갑시킨 이온수기 업자들만 배를 불린, 웃기는 상황이 현재 대한민국에서 벌어지고 있다.

정부가 진작에 이런 혼란을 피하기 위해서 철저한 단속으로 이온수기건 환원수건 처음부터 의료용 물질생성기로 허가 받은 물건에 대하여 이런 명칭을 쓰지 못하게 하고, 허가받은 본연의 용도로만 판매하게 하고 정수기로의 판매를 철저히 막았더라면, 이런 웃기는 혼란은 없었을 것이다.

다시 잘 따져 보자. 산성수가 몸에 해로울 것은 당연하고 인터넷 방송이 주장한 것처럼 알칼리수도 많이 먹으면 해롭다한다면 우리는 어느 물을 먹어야 한다는 말인가? 답을 한다면 알칼리수 중에서 약알칼리수가 인간이 먹어야 하는 물이고, 강알칼리수는 마실 수 없는 물이 되는 것이 당연한 일이다. 논리적으로 위에서 말한 전문가들은 강알칼리수의 폐해를 말한 것이라고 생각할 수밖에 없는 것이다.

어쨌든 다행스럽게 마시는 소주의 경우, 먹는 물 기준에 맞는 약알칼리수로 만든 것이 실험 결과 밝혀졌으니 국민들은 안심하고 맘에 드는 소주를 마시면 될 일이다.

이런 일련의 사태를 지켜보면서 다시 한 번 진짜로 분개할 수밖에 없는 것은 왜 산성수에 대해서는 아무런 조치도, 제재도 하지 않느냐는 것이다. 위암으로 세계1위를 하고, 온 국민의 건강이 악화되고, 의료보험에 막대한 손해를 입히며, 과도한 물 낭비로 환경을 파괴하는 데도 왜 정부는 모르쇠로 일관하는지 참으로 답답하기만 한 일이다.

사실 이온수기는 국민들이 잘 사용(규정처럼 의사나 약사의 지시대로)하기만 한다면 오히려 도움이 되는 기기이기도 하다. 하지만 역삼투압 정수기는 다르다. 어떤 식으로 사용해도 산성수를 마시는 것은 안된다.

그래서 아무리 비판해도 지나치지 않는 것이 역삼투압 정수기에서 쏟아지는 산성수다. 제발 이 문제만큼은 환경부, 식약처, 언론기관, 소비자 단체 등 모두 힘을 합쳐 해결해 나가야 할 과제이다.

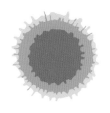

또 다른 복병,
건강에 해로운 냉수와 얼음

지난 반세기 동안 인간의 체온은 1℃ 가까이 떨어졌다고 한다. 체온이 떨어지는 것은 인간 건강에 결코 좋을 수 없다. 때문에 많은 학자들은 떨어지고 있는 체온을 끌어 올리는데 관심을 기져 줄 것을 촉구하고 있다. 사신의 몸을 스스로 저체온으로 빠지지 않게 따뜻한 음식을 먹을 것을 권유하고 있다.

그러나 국내 사정은 다르다. 정수기 시장이 폭발적으로 커지면서 다양한 기능들이 탑재됨으로써 지금은 얼음정수기까지 시판되고 있다. 냉수도 모자라 얼음까지 복용케 함으로써 국민들의 체온 저하현상을 빠르게 부채질하고 있는 것이다.

사람의 체온이 1℃ 떨어지면 면역력은 30퍼센트나 낮아지고, 반대로 체온이 1℃ 올라가면 면역력은 5배나 높아진다. 체온을 1℃만 올려도 면역력이 크게 높아져 감기나 대상포진, 아토피는 물론 암, 고혈압, 당뇨병, 고지혈증, 류머티즘, 우울증, 비만 등 현대인들의 건강 고민들을 상당 부분 해결할 수 있다는 주장까지 나오고 있다.

미국 아인슈타인의대 아르투로 카사데발 교수는 사람의 체온이 균을 막으면서 온도를 유지할 수 있는 가장 효율적인 체온이 36.5℃인 이유를 밝혔다.

카사데발 교수는 체온과 질량이 물질대사에 미치는 영향과 온도의 증가에 따라 세균이 감소하는 비율을 기준으로 방정식을 만들었는데 사람이 사용하는 에너지와 세균을 막는데 필요한 온도 사이에서 최적 범위를 위해 체온은 36.5℃를 유지해야 한다고 강조했다.

옛 문헌에 따르면 우리나라 옛날 임금들도 온돌방에서 병을 치료했다고 한다. 세종대왕은 궁 안에 구들방 초가를 만들어놓고 자주 이용했다. 광해군은 황토방에서 종기를 치료했다.

최근에 암 치료와 예방에 온열요법이 적용되고 있는 것도 이런 이유에서다.

한의사들은 "적정 체온인 36.5℃의 사람은 내장의 기능이 활발하고, 기초 대사나 면역력이 높으며, 자율 신경의 기능이나 호르몬 밸런스가 잘 갖추어지고 있지만, 체온이 36.5℃ 이하인 낮은 체온을 가진 사람은 내장의 기능이 활발하지 못하고, 기초 대사나 면역력이 낮으며, 자율 신경의 기능이나 호르몬 밸런스가 잘 갖추어져 있지 않음으로 제반 기능이 약하여 병에 걸리기 쉽다"고 말한다.

연구논문들에 따르면 체온에 따라 우리 몸의 기능은 수시로 바뀌게 되는데 34.5℃ 이하의 위험한 저 체온이 되면 스스로 자신의 몸이 생각하는 것처럼 움직일 수 없는 상태가 된다고 한다. 특히

33℃가 되면, 죽음이 목전에 왔음을 의미하는데 산에서 조난했을 때 환각이 나오는 저체온이라고 생각할 수 있다.

또 저체온이 되면 신진대사가 활발하지 않게 되어, 배설 기능도 저하하고, 붓거나 변비, 비만이 일어나기 쉬워진다. 자율 신경 실조증이나 호르몬 밸런스의 혼란, 알레르기 등도 유발된다. 암 세포가 35.0℃ 상태를 가장 좋아하는 것으로 알려져 있다.

학자들은 암의 발병에 관한 연구자료에서 '암 세포는 냉기(Cool Energy)를 먹고 산다'고 말하고 있다. 임환자의 발병 전후와 항암 치료, 그리고 재발 전후의 생활습관을 꼼꼼히 살펴보면, 냉수마시기 등 환자의 신체가 냉기를 유난히 많이 접촉했다는 것을 찾아낼 수 있었다는 것이다.

안티에이징과 면역력을 이용한 암 치료 전문가로 활동하고 있는 일본의 사이토 마다리 씨는 현대사회의 정신적, 육체적 질병을 일으키는 근본 요인은 바로 저체온에 있다고 주장했다.

반면 36.5℃의 이상적인 체온은 생명 활동이 가장 활발하게 되는 체온으로 내장 등의 활동을 하는 효소의 기능을 활성화시켜, 세포의 신진대사를 활발하게 해 준다. 이 체온에서는 면역력도 높고, 건강을 유지하는데 이상적인 상태다.

반대로 37.5℃ 이상의 발열 상태는 체내에서는 외적이나 이물질을 공격하는 백혈구가 활발하게 작용한다. 체온이 1℃ 오르면 면역력은 5배나 높아져 세포나 바이러스에 대항할 수 있는 몸이 된다. 또 암 세포는 열에 약하고, 39.3℃로 사멸한다. 그 때문에 가끔 한 번씩 잠깐 열이 나는 감기를 앓는 것도 좋을 수가 있다는 것이 의사들의 의견이다.

즉 인간의 체온유지는 몸통 내 여러 장기, 예를 들어 심장, 신장, 폐, 간, 내장 등에만 의미가 있다. 이런 장기에서는 37℃ 정도로 거의 균일하게 유지되는데 이를 의학자들은 심부온도라 명명하고 있다.

이런 논리에 대비해 보면 현재 정수기 시장에서 벌어지고 있는 역삼투압 정수기들의 '냉수', '얼음'마케팅은 오히려 국민들의 체온을 떨어뜨려 질병에 나약한 신체구조를 만드는 원인이 될 수도 있다.

한의사들은 "체온이 낮은 사람들에게 냉기는 강적"이라며 "몸의 열을 빼앗길 뿐만 아니라, 차가워지는 것으로 인해 신진대사도 떨어지고 수분의 배설도 나빠진다"며 "되도록이면 차가운 것을 피하고 항상 몸을 따뜻하게 해주는 것이 좋다"고 조언한다.

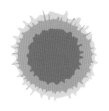

오락가락,
이상한 환경부

대한민국에 물과 관련된 정부기관은 환경부이다. '먹는 물'의 기준을 정할 뿐 아니라 전국의 수돗물관리부터 정수기의 품질관리까지 환경부의 소관이다.

업자들이야 돈을 벌기 위해서라면 사람들을 속이고, 법을 어기고, 누구 건강이 망가지던 상관하지 않는다. 하지만 국민의 세금으로 국민의 건강을 지켜야 하는 환경부의 오락가락 정책은 걱정을 넘어서 공포스럽기까지 하다.

지금껏 환경부가 공표한 '먹는 물'의 수질기준은 pH는 5.8~8.5이었다. 이러한 기준에 따라 시중에 판매되는 정수기의 경우 '먹는 물 수질기준'인 pH5.8~8.5를 유지해야하며, 까다로운 위생과 품질검사를 통해 반드시 환경부로부터 '물 마크'를 받아야 했다.

그런데 환경부는 어떤 이유에서인지 지난 2011년 12월 30일 '먹는 물의 수질기준으로서, pH는 5.8 ~8.5로 정하되 샘물, 먹는 샘물 및 먹는 물 공동시설의 물의 경우에는 pH 4.5 이상 pH 9.5 이하이어야 한다'고 개정했다.

또 한 번 이상한 개정으로 역삼투압 정수기와 이온수기 업자들에게 면죄부를 준 것이다.

역삼투압방식 정수기의 경우 초기부터[11] 지금까지 산성수였다. 그런데 이 산성수의 기준을 더 낮춰버렸으니 어이가 없을 따름이다. 많은 전문가들이 산성수의 위험을 말하는데도 정책은 거꾸로 가고 있으니 답답한 일이다.

또한 'pH 9.5이하'라는 부분도 이상한 부분이다.

식약처에서 관리하는 의료용 물질생성기의 pH 허가 기준은 개정 전 8.5~10.0에서 개정 후 9.2-9.8로 됐는데, 환경부의 '먹는 물' 수질기준이 pH 9.5 이하로 변해버렸으니 '의료용 물질생성기'의 물까지 수용한 꼴이 되어 버렸다.

업자들은 과거에도 변조한 기기를 정수기로 속여서 판매 했는데 이제 어디서 허가 받았는지도(식약처 허가인데도) 숨기고 '환경부 수치에 맞는 물'이라고 국민들을 속일 수 있는 발판이 마련된 셈이다.

현재 시중에 판매되고 있는 이온수기(의료용물질 생성기)의 대부분은 의료기기라는 것 때문에 '물 마크'를 사용하지 못하고 있다. 하지만 업자들은 그러거나 말거나 정수기라고, 환경부 기준에 맞는 물이라고 국민들을 속이면서 판매할 것이다. 참으로 답답한 상

---

11) 역삼투압 정수기의 pH는 초기에는 pH5.0~5.5였는데 최근 들어 방식을 조금씩 변경시켜 pH가 다소 높아진 pH5.5~6.8, 제품들이 보임.

황이 아닐 수 없다.

그러니 산성수가 나오는 역삼투압 정수기회사를 위한 환경부인지, 의료용 물질생성기를 정수기로 변조해 파는 회사를 위한 환경부인지, 국민을 위한다는 환경부가 정말로 누구를 위한 환경부인지 헷갈릴 뿐이다.

이제라도 환경부는 최소한 서울시 수돗물(pH6.8~7.6)을 기준으로 '먹는 물 관리 기준'의 pH허가 기준을 상향시켜 국민의 건강을 돌보아야 할 것이다. 또한, 도저히 pH 기준을 맞출 수 없는 산성수를 만드는 역삼투압 정수기는 판매금지 처분을 내려야 한다.

식약처 또한, 의료용 물질생성기의 일정부분 치료효과를 인정해 판매를 허락했다면, 그 취지에 맞게 정수기로의 판매를 엄격하게 단속해야하며 '의사나 약사의 지시에 따라 음용해야 한다'라는 사항 또한 성실히 지키도록 철저하게 지휘, 감독해야 할 것이다.

그것이 의료보험의 파탄을 구할 뿐만 아니라 국민 건강에 크나큰 이바지를 한다는 깃 일아야 한다.

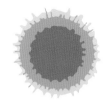

담배만 해로운 것이 아니다

담배의 해악성은 누구나 잘 알고 있다. 그럼에도 사람들은 담배를 피운다. 잘못 담배에 손을 댔다가는 끊을 때 엄청난 고생을 감수하면서도 담배의 유혹에서 벗어나지 못한다. 심지어 중독성 때문에 담배를 끊지 못하고 생을 마감하는 사람들도 부지기수다.

담배가 건강에 해로운 것인지 알면서도 수많은 국민들이 오랫동안 담배를 피웠거나 피우고 있는 것은 담배를 관리했던 정부의 이중성 때문이다.

지금은 민영화가 됐지만 정부는 담배인삼공사(KT&G)를 운영하면서 담배로부터 천문학적인 수익을 올렸다(물론 지금도 정부는 담배에서 엄청난 세금을 거둬들이고 있다). 그런 한편으로는 담배는 건강에 안 좋으니 피우지 말라는 뻔뻔함을 보여 왔다.

'병 주고 약 주는 꼴이 아닌, 병 주고 방치'였다.

"담배공장을 없애면 될 것 아니냐"는 흡연자들의 지탄에 민영화가 된 이후 한참을 지나서야 국민 건강권을 찾겠다며, 국민건강보험공단이 소송을 벌이고 있다.

지금 필자가 지적하고 있는 역삼투압 정수기의 산성수 피해가 이와 유사한 과정을 거치고 있다는 생각이다. 담배나 역삼투압 정수기의 산성수 둘 다 위험성과 해악성을 갖고 있다.

그런데 담배는 본인이 좋아서, 또 나름대로는 위험성을 감안한 채 피운다. 비흡연자의 피해도 있기는 하지만 물과는 다르다.

우리가 매일 같이 음용하는 물은 종전처럼 수돗물을 마실 때와는 다르다. 대부분의 가정과 직장에는 가전제품 대열에 올라선 정수기가 있다. 따라서 일정 공간에 정수기가 설치되면 누구나 그 물을 마시게 돼 있다.

때문에 담배처럼 독자적인 선택이 불가능하다. 물론 물을 안 마시면 된다. 하지만 가족 구성원으로서, 또 직장 구성원으로서 다른 물을 선택할 여지가 없다.

이런 현실을 감안할 때 가정이나 직장에 역삼투압 정수기를 설치하면 결국 모든 구성원이 산성수를 마실 수밖에 없게 되는 것이다.

많은 국민들이 산성수가 얼마나 위험한지 모른 채 아무런 생각 없이 마시고 있기에 문제가 안 될 뿐이다. 이 역시 담배처럼 위험성과 해악성이 국민여론화 되면 소송은 물론 국민들의 대대적인 반격이 시작될 것이다.

담배의 경우 해악성 하면 폐암이 최우선 원인으로 꼽힌다. 암 외에도 만성 폐쇄성 폐질환 등 다른 측면에서도 충분히 유해하다. 최근에는 실명의 가능성도 높인다는 연구결과까지 나왔다고 한다. 또한 뇌졸중과 심장마비의 주요 원인으로 꼽히고 있으며, 당뇨의 원인으로 지목되고 있다. 최근에는 담배가 발기부전의 직접적인 원인 중 하나라는 연구결과까지 나왔다.

이런 담배 해악성은 12년 전부터 시작된 폐암 환자들의 소송이 본격화 되면서 좀 더 구체적인 실체가 드러나기 시작했다. 그러나 피해의 책임은 결국 본인이라는 웃지도 울지도 못할 판결이 나왔다.

2011년 2월 15일, 서울고법은 폐암 환자들과 그 가족들이 담배를 판매한 국가와 KT&G를 상대로 낸 소송의 항소심에서 폐암은 담배와 인과성이 있다는 사실을 공식적으로 인정했다. 그러나 흡연 자체는 어디까지나 개인의 취향인지라 아무도 그걸 배상해줄 의무는 없다고 판결했다.

2014년 4월 10일 대법원도 피고들에게 배상 책임이 없다고 판단했다.

대법원은 '흡연은 자유의지에 따른 선택의 문제'라며 피고들이 제조한 담배에 설계상, 표시상의 결함이나 그 밖의 통상적으로 기대할 수 있는 안전성이 결함이 있다고 볼 증거가 없고, 피고들이 담배의 위해성에 관한 정보를 은폐했다고 볼 증거도 없다고 판시했다. 또 흡연과 폐암 발병 사이의 개별적인 인과관계가 있다고 보기도 어렵다고 판결했다. 질병의 책임 역시 흡연자 본인에게 있다는 게 이번 대법원 판결의 취지다.

결국 제 돈 들여서 아프고, 제 돈 들여서 병에 걸린 것이니, 죽어도 정부나 담배회사는 그에 따른 보상을 해줄 수 없다는 결론이다.

이게 정부고, 이게 국민을 위한다는 위정자들이다.

"담배공장을 없애면 될 것 아니냐"는 흡연자들의 지탄은 무시한 채 '병 주고 죽음 주는' 이런 결과가 역삼투압 정수기의 '산성수' 피해에서도 재현될 가능성이 높다.

의사들은 질병을 유발하니 "피우지 마라", "마시지 마라"고 외치고 있고, 재판관들은 "발병 사이의 개별적인 인과관계가 있다고 보기도 어렵다"며 국민들을 사지로 내몰고 있다.

세상사 모든 문제발생에는 반드시 원인이 있기 마련이다. 그 원인을 찾아내 이를 차단하고 대책을 강구하는 것이 국민들의 건강과 복지를 책임지고 있는 정부의 책임이다.

그럼에도 정부는 담배의 발암물질과 정수기의 산성수에서 만은 한발 뒤로 물러나 있다. 이것이 국민들의 목숨을 담보로 세금을 벌어들이는 기형적 정부가 아니고 뭔가. 대법원 판결대로라면 담배를 피워도 괜찮다는 것이 아닌가.

의사들은 폐암에 걸린다며 피우지 말라고 목소리를 높이고 있는 반면 재판부는 개별적인 인과관계가 있다고 보기도 어렵다고 하니 누구 말을 믿으란 말인가! 의사들 말이 거짓말이던지, 아니면 대법원의 판결이 잘못됐던지, 둘 중 하나다.

역삼투압 정수기의 산성수 문제도 다를 바 없다. 이미 담배 소송과 관련한 대법원의 판결에 비춰보면 '발병 사이의 개별적인 인과관계가 있다고 보기도 어렵다'는 결과에 봉착한다.

필자는 손해배상의 문제가 아니라고 본다. 적어도 담배가, 산성수가 국민들의 건강에 악영향을 미치고 있다는 사실을 인정한다면 정부가 대책과 예방책을 내놓으라는 것이다.

이미 이런 피해군에 들어간 국민들이야 그렇다 치더라도 자라나는 아이들에게는 이런 피해사례를 제대로 알려 사전 예방에 힘써야 한다는 주장이다. 알고도 행하지 않으면 더 나쁜 짓이다. 이는 정부 관료들의 직무유기라 할 수 있다.

다행히 국민건강보험공단이 담배회사를 상대로 '흡연피해에 따른 진료비 환수 청구소송'을 제기함으로써 담배소송이 또 시작됐다. 그 결과를 지켜 볼 것이다.

바라건데 '질병과 발병 사이의 개별적인 인과관계가 있다고 보기도 어렵다'는 대법원의 판결이 잘못된 것이기를 기대하고자 한다.

건보공단은 현재 국내에서 활동하는 국내외 담배회사는 KT&G와 필립모리스, BAT, JT인터내셔날코리아 등 4개 업체를 상대로 소세포암과 편평상피세포암 등 흡연과의 인과성이 높은 질환부터 시험소송을 제기한 후 점차 소송 규모를 확대한다는 것이다.

필자는 곧바로 공단 이사장에게 글을 띄웠다. 담배 소송과 관련, 역삼투압 정수기에서 나오는 산성수가 국민들의 건강에 미치는 위험성 및 해악성에 대해서도 검토해 달라고.

물은 담배와 다른 성격이다. 우리가 마신 물은 30초 후면 혈액에 도달하고, 1분이 지나면 뇌조직과 생식기에 도달하며, 10분이 지나면 피부조직에, 20분이 지나면 간장, 심장, 신장에 도달한다. 그리고 한 번 마신 물이 완전히 체외로 배설될 때까지는 약 1개월이 걸린다.

산성수를 마시는 것은 담배의 해악처럼 당장 눈에 띠지는 않는다. 그러나 인체 곳곳 물이 도달하는 곳이면 어디건 그 영향이 미쳐 건강을 서서히 갉아먹는 결과로 나타날 것이다.

그 이유와 해악성을 많은 전문가들이 지적하고 있다.

만약 담배를 피우는 사람이 역삼투압 정수기의 산성수를 장복한다면 어떻게 될까? 건강을 망치는 것을 불을 보듯 뻔하다는 생각이다. 이것도 정부가 아니라고 할 것인가.

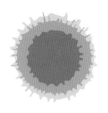

서울 아리수를 잡아먹은
역삼투압 정수기

'WHO도 인정한 수돗물 아리수'가 왜 서울시 민들로부터 천대를 받아야할까? 천대의 원인을 제공하고 있는 원흉을 정부나 서울시가 제대로 모르고 있으니 답도 없어 보인다.

그저 환경단체나 일부 학자들이 말하는 '수도관 노후' 또는, '물에서 나는 염소 냄새'가 그 원인이라는 생각뿐이다. 그러나 노후된 수도관을 교체하고 물 소독을 위해 첨가하는 염소 냄새도 잡고 있는데 여전히 수돗물 아리수는 시민들로부터 사랑을 받지 못하고 있다.

이러다 보니 아리수는 끓여먹지 않으면 먹는 물이 아닌, 음식을 조리하고, 설거지 하고, 세면이나 하는 허드렛물로 전락해버렸다.

솔직히 아리수가 역삼투압 방식의 정수기 물보다 못한 것이 뭐가 있는가? 아리수는 WHO가 권장하는 163개 수질검사항목을 모두 통과한 물이다. 또 미국 환경보호청(NSF)과 유엔에서도 그 품질을 공식적으로 인정했다.

서울시가 그동안 아리수를 최상의 물로 만들기 위해 노력한 결과로 인해 아리수는 경제적, 환경적, 건강적 측면에서 가치가 높다는 조사 결과까지 나왔다.

'두 말 할 나위 없이 좋은 물이다'라고 모든 관련 기관들이 인정한다.

그럼에도 아리수가 천대받는 이유 중의 이유는 바로 역삼투압 정수기 회사들의 수돗물 불신을 등에 업은 마케팅 때문이다.

초기 이들 정수기들이 시장에 나왔을 때 서울시가 제대로 대응하지 못했기 때문에 결국 역삼투압 정수기가 수천억이 들어간 아리수를 잡아먹은 셈이 된 것이다.

설마 설마 했던 것이 시민들의 마음을 영원히 돌리지 못하는 오늘날의 환경을 만든 것이다. 한마디로 자업자득이다. 문제는 아리수를 관장하는 서울시 상수도사업본부조차 수돗물 불신의 원흉을 제대로 모르고 있다는 사실이다.

그저 정부 불신, 공무원 불신을 들먹이고 있다. 정수기 · 생수업체 등의 상업광고도 한몫했다고 말하면서도 지금은 그렇지 않다고 생각하는 것 같다. 천만의 말씀이다.

이들 업체들의 수돗물 아리수 깎아내리기는 지금도 계속되고 있음을 알아야 한다. 그 방법과 행위가 조금 달라졌을 뿐 일부 업체들은 종전의 방식을 그대로 사용하고 있다.

이러는 사이 정수기는 순식간에 필수 가전제품과 같이 신혼부부들의 혼수대열에 합류해 버렸다. 이제는 고치려고 해도 고쳐질 수 없는 구조가 되어 버렸다.

결국 시민들의 마음을 되돌릴 수 있는 방법은 단 한가지 밖에 없다. 바로 아리수를 천대하도록 만든 그 원흉의 속살을 시민들에게 적나라하게 드러나게 하는 것이다.

그렇지 않고 지금과 같은 상태로 대응한다면 단언컨대 수도관을 금으로 바꾸고 수도꼭지에서 산삼물이 나온다 하더라도 수돗물 천대의 꼬리는 자를 수 없을 것이다.

곰곰이 생각해보자. WHO가 권장하는 163개 수질검사항목을 모두 통과한 약알칼리수인 아리수를 역산투압 정수기 정수를 한다면서 이른바 '산성수'로 만들어 팔면서도 승리했다.

아리수보다 좋을 수 없는 물이며, 사람이 먹어 건강에 해를 끼친다는 '산성수'를 드러내지 않고 팔려니 수돗물을 얼마나 천대 시했겠는가. 여기에 언론까지 장단을 맞췄으니 아리수가 이 모양 이 꼴이 되는 것은 당연한 결과였다.

아리수를 이렇게 만든 장본인은 모든 정수기가 아니다. 바로 수돗물보다 못한 물을 생산해내는 '역삼투압 방식의 정수기'다.

따라서 이들의 실체를 시민들에게 제대로 알리고, 이와 병행해 이리수의 장점을 알리는데 홍보를 집중해야 한다.

서울시는 아리수의 패배만 당한 것이 아니다. 아리수가 아닌 역삼투압 정수기 물을 시민들이 마시게 함으로써 시민들의 건강까지 망가지도록 방치한 책임까지 있다.

지금 우리 사회는 '비상식'과 '안전불감증'을 방치한 탓에 전 국민이 분노하고 있다. 바로 '세월호 침몰 사고'를 보면서 그동안 우리 사회가 얼마나 썩었고 잘못됐는지를 두 분으로 똑똑히 체감하고 있다.

특히 국민의 생명을 책임지고 있는 정부부처와 자치단체 공무원들의 비상식과 안전불감증에 대한 무관심은 도를 넘어 섰다.

국민들은 급기야 이들 공무원들을 향해 마피아 수준으로 평가하며 분노하고 있다.

대부분의 사건 사고가 그러하듯 삽으로 막을 것을 포크레인으로도 못 막을 만큼 큰 화를 스스로 만들었다. 방치하고, 방기하고, 무관심하고, 남의 일 취급하듯 대했던 것들이 대형 참사로 이어진다는 것을 이번 세월호 참사가 확실히 보여주고 있다.

'세월호 침몰 사건'의 교훈에서 보듯 초기 정부나 서울시가 역삼투압 정수기 회사들의 영업방식에 제대로만 대응했다면 지금과 같은 아리수가 아닌 국민들로부터 사랑받는 아리수가 되어 있을 것이다.

필자가 비상식이라 지적하는 것은 수돗물보다 못한 산성수가 나오는 정수기를 수돗물보다 좋다면서 파는 것이다. 또 안전불감증이라 함은 국민의 건강이 망가지고 있는데도 모른 척 하고 있기 때문이다. 솔직히 분노를 넘어 절망스러울 정도다.

산성수를 만들어 내는 역삼투압 정수기 물의 해악성은 이미 전문가들에 의해 과학적으로 규명돼 있다. 따라서 정부나 서울시가 실태조사를 통해 양쪽의 물을 전문가를 통해 비교측정만 해도 금방 알 수 있는 문제다. 결과는 뻔할 것이고 아리수의 승리라고 확신한다.

산성수를 마시는 것은 담배를 피우는 것과 별반 다르지 않다. 그 해악성이 당장 나타나지 않지만 우리 몸에서 각종 질병을 유발하는 다양한 원인을 제공한다는 사실 때문이다. 모든 질병의 원인이 건강하지 못한 혈액에서 출발하듯 산성수가 인체에 미치는 영향은 실로 크다 할 것이다.

지금이라도 늦지 않았다. 서울시가 매년 수억원의 홍보성 예산으로 지금처럼 아리수 자랑만 하고 있을 때가 아니다. 아리수의 불행한 현주소를 만든 역삼투압 정수기 회사들의 '수돗물에 대한 부정적이고 편파적인 마케팅'을 차단하는데 주력해야 한다.

특히 역삼투압 정수기업체들의 문제점을 있는 사실 그대로 국민들에게 홍보 해야만 수돗물 아리수에게서 등을 돌렸던 국민들의 마음이 돌아올 것임을 재차 강조하고자 한다.

국민들의 반격이
시작된다

제5장

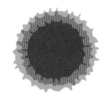

국민들의 반격이
시작된다

필자는 그동안 좌충우돌하며 대기업의 온갖 회유와 협박 속에서도 한결같이 역삼투압 정수기의 문제점을 고발해 왔다. 그 오랜 필자의 숙원이 해결되는 듯하다.

한국인의 위암 발병률 세계 1위가 거저 생긴 것이 아니라 페놀 사건이후 급성장한 '정수기 때문'이라는 필자의 주장에 대한 과학적 견해들이 속속 밝혀지고 있기 때문이다.

뜻밖에도 울산MBC에서 그동안 필자가 주장한 모든 내용을 뒷받침하는 방송을 내보내 주었다.

앞에서도 말한 울산MBC의 특집 프로그램, '워터시크릿-미네랄의 역설' 다큐멘터리는 그야말로 외롭게 고군분투하는 필자의 어깨에 짊어진 짐을 단숨에 내려놓게 하기에 충분했다.

울산MBC는 이 방송에서 작심하고 역삼투압 정수기의 문제점을 밝힌다. 제대로 문제점을 짚었다. 제대로 취재하고, 제대로 까

발린 최고의 작품이다.

울산 MBC는 '다큐멘터리 〈워터시크릿-미네랄의 역설〉은, 인체에 해가 되는 정수기 물의 실체와 현상을 국내 최초로 과학자들과 함께 분야별로 입증하여, 허술하고 비과학적인 우리나라 식수 관리정책에 경종을 울리고, 물과 건강과의 상관관계를 밝혀 좋은 물과 나쁜 물의 정보를 국민에게 알려, 건강한 삶을 살아갈 수 있게 하기 위해 기획되었다'고 밝혔다.

다큐멘터리 '워터시크릿-미네랄의 역설'은 그 해 4월에 방송통신위원회 지역방송부문 '이달의 좋은 프로그램상'을 수상한데 이어 5월에 개최된 제260회 지역기획보도 방송부문에서는 박치현 PD가 '이달의 기자상'을 수상했다.

방송을 보는 것이 더 좋겠지만 여기에서 자세하게 소개하지 않을 수 없다. 어느 매체든 산성수를 만드는 역삼투압 정수기만은 막아야 하기 때문이다. 필자는 인터넷 신문 'NEW STOWN'에 이같은 내용을 보도했고, 환경부장관, 복지부장관, 대통령에게 이 문제의 해결을 촉구했다.

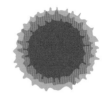

울산MBC의 특집 프로그램
'워터시크릿-미네랄의 역설'

믿고 마신 역삼투압 정수기 물 인체에 해롭다?

울산MBC는 지난 4월 27일 다큐멘터리 '워터시크릿-미네랄의 역설'이라는 제목으로 국내에 널리 보급된 역삼투압 정수기의 실체와 부작용을 과학적으로 조명한 내용을 내보냈다. 방송은 다양한 실험과 과학적 분석, 폭넓은 취재를 통해 건강을 지키기 위해 마시는 역삼투압 정수기 물이 오히려 암세포를 활성화하고, 당뇨병을 악화시킨다는 놀라운 결과를 내놓았다.

이는 국내에 유통되고 있는 정수기의 80% 이상이 역삼투압 정수 방식의 정수기인 것을 생각할 때 큰 충격이 아닐 수 없다.

방송은 역삼투압 정수기 물은 그 정수 방식의 특성상, '인체에 필수요소인 미네랄을 제거하고 체내 세포나 혈액과 체액의 산성도를 높이기 때문'이라고 지적했다. 원래 체내 세포나 혈액의 pH는 7.4 정도의 약알칼리성을 띄고 있어 미네랄이 없는 산성수를 계속 마시면 면역력이 떨어지고 체질이 산성으로 변한다는 것. 이 때문에 암과 당뇨, 신장결석 등 각종 질환이 발생한다는 것을 이 프로그램은 다양한 실험을 통해 증명해 보였다.

당뇨에 도움이 안되는 물

연세대 의대 이규재 교수팀이 실험쥐에게 당뇨유발을 시킨 뒤, 1개월간 역삼투압 정수기 물과 미네랄 물을 두 개의 대조군으로 나눠 먹였다. 1개월 뒤 혈당을 조사한 결과, 두 대조군의 혈당치가 현저히 다르게 나타났다.

이규재 교수는 "연구결과에서 보면 증류수, 그리고 미네랄이 포함되지 않은 물은 당뇨병에 도움이 안 된다고 볼 수 있습니다." 고 말했다.

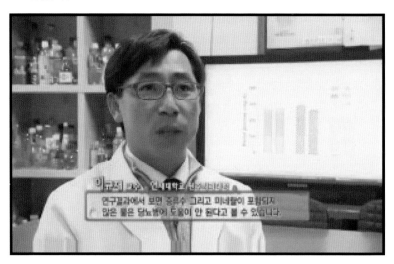

연세대학교 원주의과대학 이규재교수(▲ 울산 MBC 방송 캡처)

면역력을 떨어트리는 물

또 한국물학회 김광영 박사에게 의뢰해 역시 역삼투압 정수기 물과 미네랄 물을 먹기 전과 후를 구분, 사람의 혈액을 채취하고 전자현미경으로 관찰한 결과 역삼투압 정수기 물을 먹은 비교군의 혈액 백혈구 응고현상이 심한 것으로 조사됐다.

다른 실험에서는 암세포는 미네랄이 없는 산성수를 좋아하고, 미네랄 물보다 역삼투압 정수기 물이 혈당 수치를 높여 당뇨병을 악화시키는 등 역삼투압 정수 방식의 정수기 물이 인체의 면역력을 떨어뜨린다는 것도 이번에 증명해 보였다.

pH가 낮은 물은 식수로 허용되지 않는 독일

독일 환경국의 분석에 의해서도 이미 한국의 역삼투압 정수기 물은 먹는 물로 부적합한 것으로 판명 났다고 울산MBC는 밝혔다.

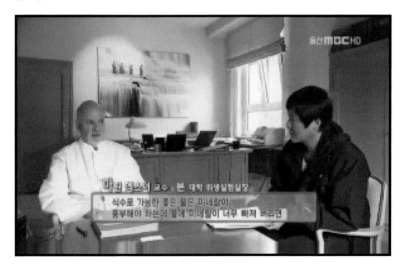

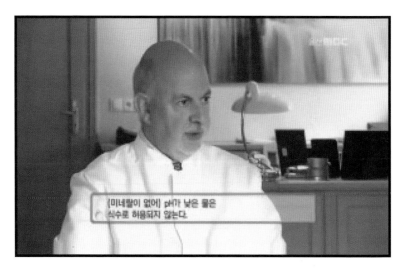

독일 본 대학의 마틴 엑스너 교수 ▲ 울산 MBC 방송 캡쳐

이와 관련, 독일 본 대학의 마틴 엑스너 교수는 "식수로 가능한 물은 미네랄이 풍부해야 하는데 물에 미네랄이 너무 빠져 버리면 우리 신체는 필요한 영양분인 미네랄을 섭취하지 못해 위험부담을 안게 된다. (미네랄이 없어)pH가 낮은 물은 식수로 허용되지 않는다."고 말한다.

미네랄이 부족한 물은 각종 암이나 성인병에 이를 수 있어

분당 서울대병원 이동호 교수(건강증진센터장)는 "암도 미네랄과 연관이 있을까?"라는 질문에 "미네랄이 부족한 물은 산화스트레스를 적절하게 제거하지 못하고 세포안의 신호전달체계가 제대로 작동되지 않기 때문에 각종 암이나 성인병에 이를 수 있다는 보고들이 조금씩 나오고 있다"고 밝혔다.

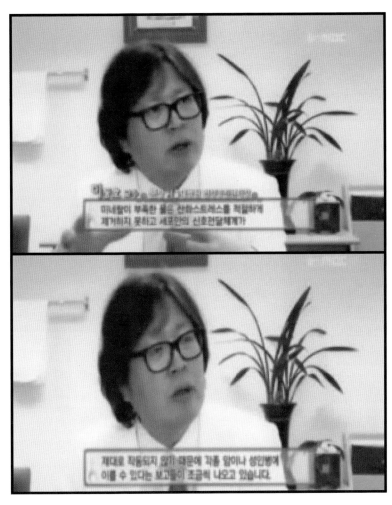

분당 서울대병원 이동호 교수 ▲ 울산 MBC 방송 캡쳐

임산부가 마시면 절대 안 되는 물

가장 무서운 것은 산모가 마시는 물이 태아에게 결정적 영향을 끼친다는 점이다.

방송에서 국제물학회 미네랄 연구팀의 잉그리드 로스버그 박사는 "나는 임산부에게 절대 역삼투압 정수기 물을 먹지 못하게 할 것이다. 부모가 미네랄이 부족한 물을 마시면 자녀에게도 영향을 미친다는 연구 결과들이 발표되고 있다. 미네랄이 없는 물은 증류수와 마찬가지이다. 이런 물을 먹으면 안 된다는 것은 몇 세대 전부터 알려져 있다."고 말한다.

또한 "세포 바깥에 미네랄이 없는 물이 있으면 그 물이 세포에서 미네랄을 빼앗아 간다"며 "일반적으로 암환자들의 대부분이 체액과 피에서 산성인 경우가 많다"고 지적했다.

또한 잉그리드 로스버그 박사는 "일반적으로 암환자들의 대부분이 산성인 경우가 많다. 그리고 인체에 미네랄이 공급되지 않으면 특히 몸의 pH를 조절하는데 가장 중요한 역할을 하는 미네랄인 중탄산염이 공급되지 않아 암 발병률이 높다는 연구가 있다. 즉 중탄산염을 공급하면 pH가 조절되고 그렇지 않으

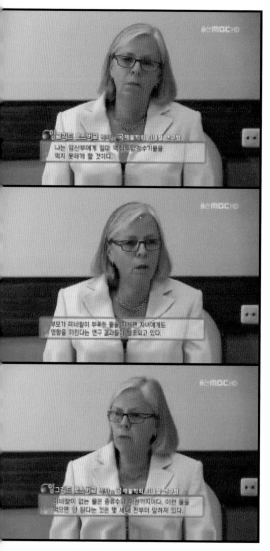

국제물학회 미네랄 연구팀의 잉그리드 로스버그 박사 ▲
울산 MBC 방송 캡처

면 위험하다."고 경고했다.

더욱 위험한 유아들의 음용

더 큰 문제는 유아들의 음용이다. 방송은 유아들의 분유를 타는 물로 역삼투압 정수기 물을 이용하는 사례를 통해 위험성을 진단했다.

방송에 나온 김용언 의학박사(전문의)는 "역삼투압 방식의 정수기물을 계속 먹으면 필요한 미네랄이 결핍될 수가 있어요. 이 물이 일정량의 미네랄이 굉장히 결핍돼 있다면 어떤 약을 먹는 것보다 중요한 요소가 될 수 있죠. 어른들은 다른 반찬이나 음식을 통해 보충되지만 특히 우유나 젖을 먹는 어린 영아들이나 학동기 아이들이 미네랄이 전혀 없는 물을 먹게 되면 여러 가지 칼슘이나 포타슘, 아연, 철분, 요오드 같은 우리 몸에 필요한 물질

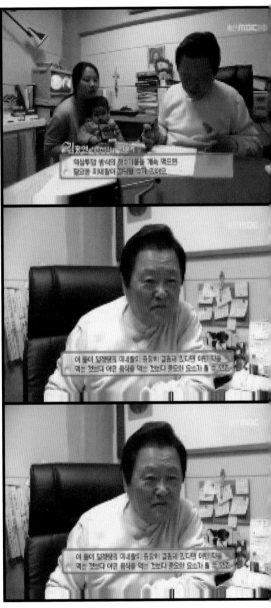

김용언 의학박사(전문의) ▲ 울산 MBC 방송 캡처

들이 상당히 결핍되기 쉽다"면서 "그래서 신장기능에 이상을 가져 온다든지 성장에 지연이 온다든지 성격에 이상을 초래할 수 있다."고 말했다.

충격적인 독일 본 대학 수질 검사 결과보고서

더욱 충격적인 것은 '독일 본 대학 수질 검사 결과보고서'였다. 보고서는 역삼투압 정수기의 물은 '미네랄이 전혀 없는 산성수이며 독일 음용수 기준에 미달이며 장기간 섭취할 경우 건강상 문제를 일으킬 수 있다'는 내용이었다.

즉, "박테리아가 존재하고 개체수가 증가하기 때문에 (독일)음용수 규정을 충족시키지 못하고 의학적 측면에서도 문제가 있다. 미네랄이 거의 없고 pH값이 독일 음용기준을 충족시키지 못하고 있다. 미네랄이 없는 물을 장기간 먹으면 건강상의 문제가 발생할 수 있다."는 요지였다.

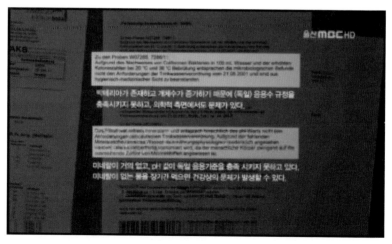

독일 본 대학 수질 검사 결과보고서 ▲ 울산 MBC 방송 캡쳐

성장기 아동에 특히 해로운 물

방송에서 역삼투압 방식의 물을 먹는 문제에 대하여, 메디넥스 한국분석기술연구소 이창열대표는 "역삼투압 방식의 물을 먹다보면 미네랄이 전혀 없기 때문에 칼슘이 부족하게 되고, 그 칼슘부족을 막아주기 위해 조직속의 칼슘을 빼앗아 혈액 속으로 들어가게 되고, 그 많아진 혈액 속에 칼슘이 모발에 반영되고 있기 때문에 우리 몸은 산성화 되었다고 볼 수 있습니다. 그래서 미네랄의 중요성이 칼슘, 마그네슘, 아연, 특히 자라나는 어린이들에게 이런 것들은 성장발달에 아주 중요한 원소이기 때문에 그 자체를 검사하는 것만으로도 아주 중요한 의미를 가질 수 있습니다."고 대답했다.

방송에서는 그 외에도 다양한 실험을 하였다.

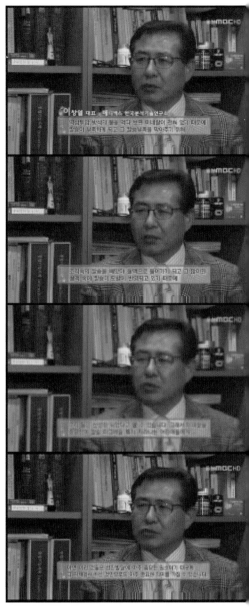

메디넥스 한국분석기술연구소 이창열대표 ▲
울산 MBC 방송 캡쳐

상명대학교 화학과 실험실에서 세포 배양 실험. 세포를 채취하여 미네랄워터와 생수, 역삼투압정수기 물로 무균배양실에서 세포를 배양한 것이다.

그 결과 세포의 미토콘드리아 건강 상태는 미네랄워터 0.918, 생수0.844, 역삼투압정수기물 0.726으로 미네랄 함유물이 역삼투압정수기물에 비해 훨씬 건강했다.

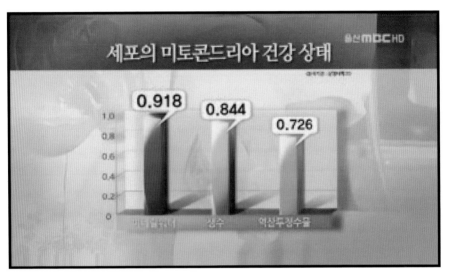

상명대학교 화학과 세포 배양 실험 결과표 ▲ 울산 MBC 방송 캡쳐

국립수산과학원 양식과 임한규 박사와는 어류에 대한 실험을 했는데, 이번에는 단순하게 일반수돗물과 역삼투압정수기 물, 두 종류만으로 진행했다. 각각의 수조에 10마리의 물고기를 넣고 지켜본 결과 24시간 후 수돗물의 물고기는 모두 살아있었고 역삼투압정수기 물에서는 10마리 중 8마리가 사망했다. 그 결과에 대해 임한규 박사 (국립수산과학원 양식과)는 "역삼투압 정수기 물에는 미

네랄과 이온성분이 전혀 없어 부정적인 영향을 끼친 결과"라고 말했다.

상명대학교에서는 콩나물 기르기 실험을 했는데, 다 자란 콩나물에서 비타민C 함량 분석결과 미네랄워터 1은 13.222, 미네랄워터 2는 12.883, 역삼투압 정수기 물은 11.889, 수돗물은 12.883을 기록했다. 역삼투압 정수기 물로 키운 콩나물은 성장도 적었을 뿐만 아니라 비타민 함유량까지 적게 나온 것이다.

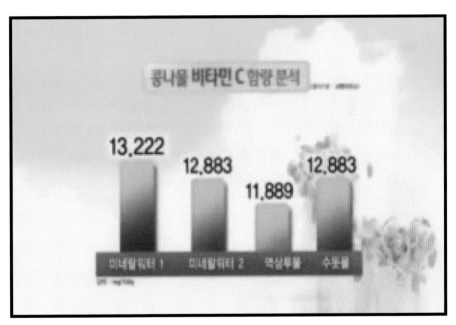

콩나물 비타민C 함량 분석표(상명대학교) ▲ 울산 MBC 방송 캡쳐

독일 본 대학의 마틴 엑스너 교수는 말한다.
"좋은 식수는 미네랄이 풍부하고 물맛이 좋아야 한다. 물의 온도가 10-12도에서 물맛이 좋고 유해선 박테리아가 없고 청결해야 한다. 이러한 조건을 만족해야 식수로 가능하다."

　　이상이 울산MBC의 특집 프로그램, '워터시크릿-미네랄의 역설'의 주요 내용이다. 그러나 방송이후 시민들의 사실여부를 묻는 질문에 역삼투압 방식 정수기 회사들은 아무런 문제가 없다는 입장만 반복하고 있다.

　　역삼투압방식 정수기를 판매하고 있는 ○사 관계자는 "수질기준에 적합하게 운영하고 있다"며 "방송 내용이 사실이라면 국가적으로 큰 문제가 생긴다. 그렇지 않다는 반박자료를 갖고 있으니 걱정하지 말고 마셔도 된다."고 해명했다.

　　그들이 어떻게 해명하던 이렇게 역삼투압 방식의 정수기 물이 국민 건강을 해친다는 과학적인 검증결과가 밝혀진 이상, 정부가 이를 더 이상 방치해서는 안 된다는 국민적 요구가 거세질 전망이다. 여기에다 벌써부터 일부에서는 반품 및 손해배상을 위한 시민조직이 결성되고 있는 것으로 알려져 우리나라 정수기 시장의 지각변동도 예상된다.

　　시민들의 이러한 움직임에 울산MBC는 전국민의 관심사인 만큼 이를 널리 알리기 위해 7월경 전국으로 방영되는 MBC방송에도 내보낼 예정인 것으로 알려졌다(아직 결정되지 못한 상태로 알려짐).

　　울산MBC의 경우 지역방송이라는 한계 때문에 여전히 이 같은 사실을 접하지 못한 국민들이 많지만, 만약 MBC공중파에서 방영될 경우 그 파급효과는 엄청날 것으로 보여 역삼투압 정수기 사용자들의 일대 혼란이 야기될 것으로 보인다.

　　문제는 정부다. 정부는 지난 4월 27일 방송이후 지금까지 아무런 조치를 취하지 않고 있다. 방송 내용처럼 역삼투압정수기 물이 인체에 치명적인 문제를 발생시킨다면 당장 사실여부를 조사해 그에 상응하는 조치는 해야 함에도 강 건너 불구경이다.

여기에다 역삼투압 방식의 정수기를 판매하는 회사들도 방송 내용에 대한 구체적인 해명이 없어 소비자들의 불안지수만 높아지고 있는 상태다.

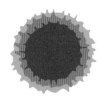

MBN '황금알' 프로그램!
'역삼투압 방식 정수기에서 나오는
〈산성수〉 인체 치명적!'

출연한 전문가들 "인체 신호 전달 체계 교란, 각종 암, 성인병의 원인!"지적

역삼투압방식 정수기의 산성수 위험성에 대한 지속적인 지적에도 불구하고 정부가 손을 놓고 있는 가운데 '장복 시 인체의 신호전달 체계를 교란시켜 각종 암 및 성인병의 원인이 된다'는 충격적인 주장이 나왔다.

2014년 8월 25일 오후 11시 방영된 MBN 인기프로그램 고수의 비법 '황금알' 제121회분 '한 모금의 기적'에서 출연 전문가들은 한결 같이 역삼투압 정수기의 산성수의 위험성을 경고했다.

이날 가정의학과 전문의인 오한진 박사는 "미네랄이 없어진 물은 산성화돼 공기 중 이산화탄소를 흡수해 물의 산성화를 가속화시킨다."며 "인체의 항상성 유지를 위해서는 인체의 산도를 조절

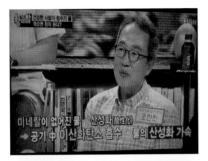

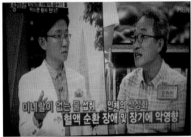

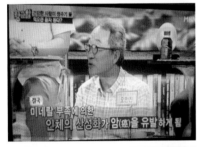

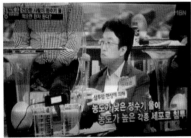

하는 미네랄이 필요하다."고 강조했다.

오 박사는 "(역삼투압 정수기의)미네랄이 없는 물을 섭취하면 인체의 산성화를 가져와 혈액순환 장애 및 장기에 악영향을 끼친다."고 주장했다.

오 박사는 특히 "결국 미네랄 부족에 의한 인체의 산성화가 암을 유발하게된다."면서 "1980년대 역삼투압 방식의 정수기가 공급된 이후부터 국내 암 발병율이 급상승 했다."는 리뷰즈앤코멘터리(물의 유해성과 심혈관 질환)의 연구결과를 제시했다.

물박사로 알려진 계명대학교 환경과학과 이태관 교수는 "삼투압 현상에 의해 농도가 낮은 정수기 물이 농도가 높은 각종 세포로 침투해 결국 인체의 신호 전달 체계를 교란시켜 각종 암 성인병의 원인이 된다."고 지적했다.

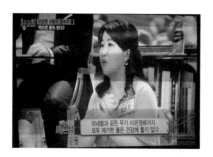

과학 전문가로 잘려진 최은정 교사는 "미네랄과 같은 무기 이온염류까지 모두 제거한 물은 건강에 좋지 않다."고 단정했다.

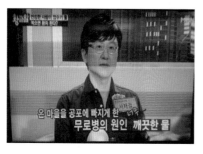

특히 이날 자연치유학 전문의 시재걸 박사는 일본 와카야마현에서 퍼진 희귀병인 '무로병'의 원인이 미네랄이 없는 깨끗한 물을 마신 것이라는 충격적인 결과를 내놓았다.

서 박사는 "온 마을을 공포에 빠지게 한 무로병원 원인은 너무 깨끗한 물 때문이었다."며 "과하게 맑고 투명했던 마을의 식수 는 미네랄의 부족이 원인이었다."고 말했다.

서 박사는 이 경우 "근육이 위축되고 뇌·척수의 기능이 상실된다."며 미네랄이 없는 역삼투압 정수기의 위험성을 우회적으로 지적했다.

이날 방송에서는 세계보건기구(WHO), 한국, 역삼투압 정수기, 산성비와의 먹는물 기준 pH(수소이온농도)비교표도 제시됐는데 역삼투압 방식 정수기물이 산성비보다 pH가 낮아 시청자들을 충격으로 몰아넣었다.

특히 이 날 제시된 산성비와 먹는물 기준 pH에서 세계보건기구 권장 안은 pH 6.5-8.5, 한국 환경부 기준은 pH 5.8-8.5, 역삼투

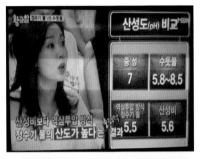

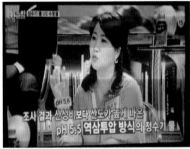

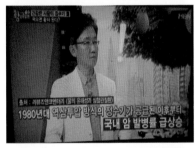

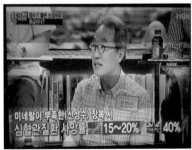

압 방식 정수기 물은 pH 5.5, 산성비는 pH 5.6이라는 충격적인 산성도 비교 도표가 제시됐다.

이와 관련 최은정 교사는 "조사 결과 pH 5.6의 산성비보다 산도가 높게 나온 pH 5.5의 역삼투압 방식의 정수기 물."이라며 "위생관리가 중요한 정수기 관리를 소홀히 한다면 정수기를 사용하지 않는 편이 나을 것"이라고 경고했다.

이 같은 결과에 출연자들은 "산성비보다 역삼투압 방식 정수기 물의 산도가 높다."는 충격적인 결과에 입을 다물지 못했다.

이에 대해 오한진 박사는 일본 수도기술연구소 보고서를 인용해 "산성수 음용 지역 주민들의 건강상태를 비교한 결과 미네랄이 부족한(산성수) 장복 시 뇌졸중 및 암은 2배, 심장병은 3배나 높아 진다"고 밝혀 또 다시 출연진과 시청자들을 충격으로 몰아넣었다.

오 박사는 "미네랄이 부족한(산성수)장복 시 심혈관 질환 사망률은 미국보다 15-20%, 영국보다는 40%나 높아진다"고 주의를 경고했다.

이날 출연한 문화평론가 김갑수씨는 "역삼투압 방식의 정수기 물은 미네랄이 적은 물이며, 이는 건강한 물이라는 공식을 깨는 오한진 박사의 주장에 충격을 받았다."며 "이는 무지막지하게 파장이 큰 얘기를 하고 있는 거거든요."하고 사신이 사용하고 있는 정수기에 의문을 가지기도 했다.

방송을 시청한 '역삼투압 정수기 추방 시민운동연합' 대표는 "그동안 역추연이 주장해 온 내용을 사실로 증명해주는 방송이었다."며 "울산 MBC의 〈미네랄의 역설〉 방송, 〈위험한 물장난〉, 〈역삼투압 정수기가 사람 잡는다〉 등의 책에서 이 문제를 지적한데 이어 MBN 황금알이 재차 이를 증명한 이상 정부가 국민건강을 위해 더 이상 이 문제를 방관해서는 안 된다."고 강조했다.

역추연 대표는 "정부가 국민건강을 조금이라도 걱정한다면 당장 정수기 시장에서 역삼투압 방식 정수기를 철수시켜야 한다."면서 "수돗물보다 못한, 산성비보다 산성도가 더 높은 산성수를 국민들이 매일같이 퍼마시고 있는데도 이를 묵과하는 것은 직무유기"라고 주장했다.

한편 현재 국내 정수기 시장은 역삼투압 방식의 정수기가 약 70~80%를 차지하고 있는데 코웨이(구 웅진코웨이), 청호나이스, LG전자 등이 대표적 생산업체들이다.

*사진 : MBN '황금알' 프로그램 방송화면 캡처

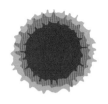

15년 전에 방송된 '역삼투압의 진실'
MBC시사매거진 2580의 보도

　이 자료는 2000년에 방송된 자료이다. 굳이 이 자료를 이 책에 첨부하는 이유는 15년이 지난 지금도 판박이처럼 똑같은 현실을 보고 제발 좀 느끼라는 의미에서이다.

　세상이 변해서 이제 공공을 상대로 나쁜 짓을 하는 기업은 10년, 100년이 지나도 인터넷에 남는다. 역삼투압 정수기가 이 땅에서 사라지는 그 날까지 이 자료는 인터넷을 유령처럼 배회할 것이다.

MBC시사매거진 2580 287회 2000년 4월 23일 방송
'역삼투압의 진실'

영상취재 전광선 / 영상편집 김억동 / AD 김희숙

[기획 : 송재종 취재데스크 : 성경섭]

신강균 기자 : 수돗물을 그대로 마실 것인가, 아니면 정수기로 걸러야 하는 것인가, 최근 5천억 원 대의 시장을 놓고 정수기 업체들이 벌이고 있는 정통논쟁의 와중에서 그 동안 감춰진 진실들이 드러나고 있습니다. 현재 90% 이상의 시장을 점유하고 있는 역삼투압 정수기가 수돗물의 반 이상을 그대로 하수구로 버리는데다 가격도 터무니없는 거품이라는 사실입니다. 정수기가 만병통치기로 과장되는가 하면 폭리를 취하고 있다는 지적도 많습니다. 수돗물에 대한 불신을 증폭시키고 있는 정수기, 그 허실을 가려봅니다.

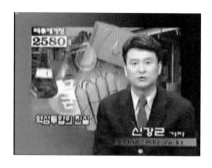

상명대학교 화학과 세포 배양 실험 결과표
▲ 울산 MBC 방송 캡쳐

코오롱의 광고 모습
▲ MBC시사매거진 2580 방송 캡쳐

지난 달 초부터 각 일간지에는 눈에 띄는 전면광고가 등장했습니다. 광고내용은 역삼투압 방식의 정수기가 수돗물을 정수하는 과정에서 80% 정도의 수돗물이 그냥 하수구로 버려지고 있다는 것이었습니다.

이 광고를 낸 측은 코오롱이고 보자기로 감추어진 채 비난의 대상이 된 정수기는 소위 깐깐한 물 광고로 알려진 웅진과 청호의 역삼투압 방식의 정수기였습니다.

공격을 받은 두 회사는 수돗물 낭비에 대해서는 반박하지 않는 채 깐깐한 물, 햇물이라는 종래의 이미지 광고로 대응했습니다. 그렇다면 진실은 무엇일까?

역삼투압 정수 방식은 아주 작은 구멍이 뚫린 막을 사용해 수돗물 가운데 화학적으로 물이라고 불리는 물분자, 즉 H_2O 만을 통과시키게 만든 장치입니다.

칼슘과 철 등 물속에 녹아있는 유기, 무기 물질들은 대부분 물분자보다 크기 때문에 이 구멍을 통과하지 못합니다. 역삼투압 막의 구멍은 머리카락의 1/10,000 크기로 아주 작기 때문에 가압 펌프를 설치해서 물의 압력을 가해주어야 합니다.

수돗물이 이 작은 구멍을 통과해 걸러지는 데는 어느 정도의 시간이 필요한데 그러는 동안 대부분의 수돗물이 수압에 밀려 배출구로 버려지는 것입니다. 최근엔 정수 대 폐수비율을 1:3 정도로 낮췄다는데 수돗물이 실제로 버려지는 현장을 확인했습니다.

기자 : 이 하얀색 관 안에서 나오는 물은 어떤 물입니까?
정경훈 / 한국 환경수도연구소 주임연구원 : 하얀색 관에서 나오는 건 정수라고 그러구요.

기자 : 이 파란색 관은요?
정경훈 : 이거는 버려지는 물, 즉 폐수라고 얘기하거든요.

기자 : 폐수요, 그러니까 역삼투압 정수기를 통과하지 못하고 배수구로 버려지는 물이군요.
정경훈 : 그렇지요.

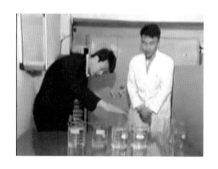

기자 : 그럼 이제 이걸 서로 뽑아보면 비율이 어느 정도의 정수를 얻기 위해서 어느 정도의 물이 버려지는지를 알 수 있겠군요.

정경훈 : 그렇죠.

기자 : 예에. 정수된 물 1,000cc가 나오기까지 얼마나 걸러졌습니까?

정경훈 : 2,200cc…….

문제는 버려지는 역삼투압 정수방식에 의해 버려지는 이 많은 양의 수돗물이 과연 몸에 해로우냐는 것입니다.

기자 : 이쪽에 있는 물은 못 먹는 물입니까?

김준환 / 국립환경연구소 공학박사 : 그렇지 않습니다. 거기 있는 물질들의 대부분의 경우는 칼슘이라든가 마그네슘 등의 미네랄 성분이지 99% 이상은 순수한 물입니다.

기자 : 그러면 그렇게 뭘 위해서 이렇게 순수한 99%의 물을 버리게 됩니까?

김준환 : 그것은 원래 역삼투압 정수기는 실험실용 정제수를 만들기 위해서 사용된 것인데…….

기자 : 실험실용 정제수.

김준환 : 이걸 갖다 정수기용으로 응용하다보니까 그런 부작용

이 생긴 것입니다.

웅진 측의 설명은 이렇습니다.

기자 : 그것은 먹어서는 안 된다고 생각하는 물이지 않습니까?

이00 / (주)웅진코웨이 환경기술연구소장 : 저희는 생활용수라고 그럽니다. 우리가 나쁘다고 생각하는 것은 그 안에 들어있는 혹시 있을 수 있는 중금속이나 다른 것들이 나쁜 거지요.

역삼투압 정수기를 방문 판매하는 이 회사들의 판매원들은 정수기를 어떻게 팔까? 아파트로 판매사원을 불렀습니다.

정수기 방문판매 사원 : 수돗물을 제가 불신을 시켜드려서 좀 그런 것 같습니다만 성인들은 나쁜 물 한 컵 먹는다고 죽지 않습니다. 면역성이 있기 때문에…… 그러나 애들이나 노약자들은 면역성이 약하기 때문에…… 끓이면 (수돗물) 안에 녹이라던지 이런 게 다 어디 가겠어요?

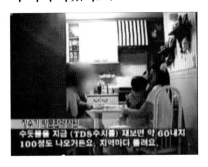

방문 판매원의 몰래 카메라 모습
▲ MBC시사매거진 2580 방송 캡처

또 다른 정수기 방문판매 사원 : 수돗물을 지금 (TDS수치를) 재보면 약 60내지 100정도 나오거든요. 지역마다 틀려요. 수돗물 안에 함유되어 있는 중금속 내지는 여러 가지 다이옥신, 세균일 수도 있구요. 침전 실험이나 TDS기나 그런 것들이 옛날에 대구에 페놀사건 터졌을 때 다 사용했던 기

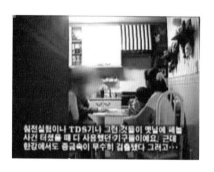

구들이예요. 근데 한강에서도 중금속이 무수히 검출됐다 그러고…….

TDS란 또 무엇인가?

방문 판매원의 몰래 카메라 모습
▲ MBC시사매거진 2580 방송 캡처

김준환 / 국립환경연구소 공학박사 : 이것은 TDS라고 그래서 일종의 무기물질의 양을 측정하는 것입니다.

기자 : 무기물을 좀 쉬운 말로 하자면…….
김준환 : 미네랄 등이 대상이 되겠습니다.

기자 : 그럼 그 성분들은 우리 몸속에 좋은 겁니까? 나쁜 겁니까?
김준환 : 우리 몸에 좋고 물맛을 향상시키는데 도움이 되는 물질입니다.

수돗물을 만드는 각 정수장 측에서 가장 경계하는 것이 바로 이 TDS의 의미를 왜곡하는 방문판매 수법입니다.

수돗물은 TDS 수치가 약 80에서 100정도, 사이다나 콜라 같은 것은 수치가 300, 500씩 나오지만, 물속의 미네랄 등을 거의 걸러낸 역삼투압 정수는 0이나 1로 측정됩니다. 그런데 역삼투압 판매사원들은 미네랄 등이 많아서 TDS 수치가 높은 수돗물을 마치 더럽고 중금속 등에 오염된 것 마냥 왜곡하고 있습니다. 수돗물이 오염돼 있어 역삼투압 막으로 걸러낸 배출수는 오염 덩어리라는 설명입니다.

정수기 방문판매 사원 : 정수가 되면은 그 폐수가 빠지게 돼요. 수도에서……. 그 물을 가지고 어항 같은데 넣어보세요. 나무 같은 데 넣으면 얼마 안 가서 죽어요. 이틀 정도 되면 장미가 바로 시들해요.

판매원의 말을 확인하기 위해 실험을 해봤습니다. 역삼투압에서 걸러낸 물에 붕어를 놓고 나흘이 지났지만 아무 변화가 감지되지 않습니다.

기자 : 방문판매 사원이 주부한테 웅진 정수기로 정수한 물에서는 물고기가 오래 살고 거기에서 나온 폐수에 물고기를 넣으면 금방 죽고…….

김00 / (주)웅진 코웨이 : 그렇게 (저희)직원들이 얘기를 하고 다닙니까?

기자 : 그건 사실입니까? 근거가 있는 얘깁니까?

김00 : 그건 전 잘 모르겠는데……. 저희는 그렇게 교육한 적이 없는데…….

방문 판매원의 말을 전하는 모습
▲ MBC시사매거진 2580 방송 캡처

역삼투압 정수기 제조업체의 홈페이지를 보면 한술 더 뜹니다. 역삼투압으로 걸러낸 물이 고혈압, 당뇨, 그리고 관절염에 알레르기, 천식은 물론 비만과 신경증까지 효염이 있다며 만병통치의 물처럼 선전하고 있습니다. 소비자보호원은 200~300만원에 달하는 정수기 값의 6~70%가 유통마진으로 나갈 정도로 가격에 거품이 많다는 조사 결과를 내놓았습니다. 그리고 판매과정에서도 수돗물에 대한 정보가 왜곡되고, 가뜩이나 건강에 민감한 소비자들 사이에 불신을 조장하고 있다고 지적하고 있습니다.

웅진이 제시한 정수기의 성능표 제일 첫 장에는 각종 독극물들이 나열돼 있고, 이런 것들을 자신들의 정수방식으로 제거한다고 합니다.

코웨이의 정수기 광고 모습
▲ MBC시사매거진 2580 방송 캡처

기자 : 수돗물을 찍어보면 TDS 수치가 100정도 가리키는 그 유기물이나 무기물 속에는 중금속이 있나요?

이00 / (주)웅중진코웨이 상무이사 : 그건 제가 대답하기 곤란한데요. 소비자가 '내가 더 깨끗한 물을 먹어야 되겠다'라는 욕구가 있을 때에는 어떤 수단이든 쓰는 것 아닙니까.

백영만 / 한국환경수도연구소 이사 : 수돗물에 대한 불신, 막연한 불신 때문에 좀 더 정수를 해서 걸러 먹으려는 그런 아마 심리적인 욕구가 상당히 많이 작용을 한 것 같구요. 또한 정수기 판매하는 쪽에서는 그런 물들을 우리가 먹을 수 있는 그런 수돗물들이 마치 오염이 돼있는 것처럼 그렇게 호도를 하는 경우가 아마 간혹 있는가 봅니다.

며칠 전 웅진은 황사현상에 때맞춰 신문광고를 냈습니다. 이번에는 정부당국이 사람과는 아무 상관없다고 한 구제역 바이러스까지 운운하고 있습니다. 이 회사는 2년 전부터 깐깐한 고가의 정수기를 월 3~4만원에 임대해 쓸 수 있다는 소위 렌탈용 정수기 쪽으로 전략을 바꿨습니다.

김00 / (주) 웅진코웨이 경영기획실 본부장 : 저희 회사에서 수익성이 오래 있다가 나오더라도 국민적 보험복지 향상 차원에서 우리도 장기적으로 좀 보자 해서 이제 렌탈 정수기를 출시하게 됐지요.

그래서 약 30만 명에 가까운 렌탈회원을 모집했다고 합니다. 그런데 이 렌탈 제품이 종래의 판매용 정수기에 비해서 정수 성능이 떨어진다는 지적이 제기되고 있습니다.

기자 : (웅진은)렌탈이나 과거에 판매용으로 팔았던 것이나 똑같은 필터를 쓰고 있습니까?
이00 / (주)웅진 코웨이 상무이사 : 지금은 예, 똑같은 것 쓰고 있습니다.

이 회사가 렌탈용이라고 판 정수기의 필터를 조사해 봤습니다. 통 속에서 나온 역삼투압 필터는 2~300만원짜리 판매용 정수기의 것과는 달랐습니다. 이것은 저압용 필터입니다. 저압용이란 가압 펌프로 물을 밀어주지 않아도 수돗물이 정수될 수 있도록 구멍을 더 크게 만든 것입니다.

구멍이 더 크면 순수한 물분자와 함께 다른 성분도 빠져나올 수 있다는 얘기입니다. 실제 가정에서 렌탈용으로 정수한 물속의 무기물질 농도를 알아보기 위해 TDS를 쟀습니다.

9ppm이 나왔습니다. 또 다른 것을 재보니 10ppm, 12ppm 등이

나왔습니다. 렌탈용의 제거율이 그만큼 떨어진다는 증거입니다.

역삼투압 회사의 주장대로라면 물분자 이외의 것을 다 거르고 난 정수의 TDS수치는 0이나 1ppm을 넘지 않아야 합니다. 렌탈용 정수기에는 판매용과 다른 필터를 사용했기 때문이라는 추정이 가능합니다.

백영만 / 한국환경수도연구소 이사 : 역삼투 망의 뚫리는 구멍이 있지 않습니까. 기공이 있는데 그 포화 사이즈가 상당히 차이가 납니다. 그래서 렌탈 정수기는 펌프를 달게 되면 비용도 비싸지기 때문에 그것을 저렴하게 하기 위해서 자연 수압, 그러니까 수도꼭지에 바로 그냥 연결해서 펌프를 하지 않아도 물이 나올 수 있게끔 하기 위해서는 기공을 크게 할 수밖에 없는 거지요. 원단 자체가 틀립니다. 우리가 일반적으로 어떤 천 같은 것을 볼 때 원단이 틀리다고 하지 않습니까? 품질이 틀린 거지요.

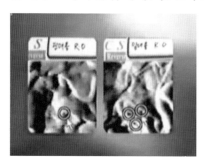

판매용과 임대용 막의 현미경 검사 모습
▲ MBC시사매거진 2580 방송 캡처

판매용에 장착된 고압용 막과 렌탈용에 쓰인 저압용 막의 구멍크기를 전자현미경을 통해 비교해봤습니다. 왼쪽의 판매용 정수막의 구멍크기에 비해 임대용 막의 구멍이 더 큽니다. 정수 성능이 떨어지는 덜 깐깐한 정수기를 렌탈용으로 팔았다는 얘기입니다.

기자 : 이게 그럼 그 아주머니 옛날에 200 몇 만원짜리 일시불로 구입한 거하고 이렇게 3만원씩 내 가지고 임대하는 거하고 품질은

똑같다고 하던가요.

신미승 / 임대용 정수기 계약자 : 예, 품질은 똑같다고 하더라구요.

수돗물에 대한 불신을 바탕으로 깨끗한 물을 내세우는 정수기 산업이 호황을 누리고 있습니다. 환경오염과 건강이라는 잣대가 현대인들의 물 선택에 중요한 판단 기준이 되어 버린 것도 현실입니다. 그러나 그 판단을 왜곡하거나 강요하고 있지는 않은지 따져 보는 지혜가 필요합니다.

방송은 이렇게 끝난다.

앞에서 필자가 역삼투압 정수기가 요새는 pH수치가 갑자기 높아진다고 했다. 15년 전 2580에서 지적한데로 저압용 원단을 쓰고 있을 것이 확실하지 않은가? 결국 pH수치를 높여서 산성수가 아닌 것처럼 하기 위해서, 필요 없다던 미네랄을 거르지 않기 위해서, 저압용 원단으로 물을 거르면? 중금속과 각종 오염 물질도 제대로 걸러낼 수 있을까? '깐깐한 물'이 아니라 '깡통에 담긴 물'이 되고 말았다.

지금도 포털사이트 아무 곳에서든 '역삼투압의 진실'을 검색하면 이 동영상을 볼 수 있다. 이 동영상 말미에는 당시 공전의 히트를 했던 드라마 허준의 명대사가 부록처럼 달려 있다.

"의원이 가려 써야할 물의 가짓수는 서른 세 가지에 이릅니다. 병에 맞지 않는 물을 쓰면은 제 아무리 좋은 약제라 하더라도 그 약효를 내지 못하는 법이니, 의원이 병을 고치고자 할 때 가장 먼저 살펴야 하는 것이 그 물의 약효와 질입니다."

– MBC 드라마 '허준' 중에서 –

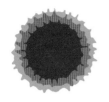

국민들의
자발적 시민단체 결성

상당히 고무적인 현상이 벌어지고 있다. 그동안 시시각 각 관심을 보여 왔던 많은 국민들이 자발적으로 모임을 결성해 국민건강을 지키자는데 뜻을 모았다.

'역삼투압정수기추방 시민운동본부'(이하 역추연)로 출범한 이 단체에는 법조인, 언론인, 교수, 사업가, 자영업자, 주부, 학생 등 다양한 사람들이 참여하고 있다.

공식 출범에 이어 홈페이지까지 오픈한 '역추연'은 그동안 수십 차례의 회의와 토론을 거쳐 향후 활동을 결정한 것으로 알려지고 있다.

'역추연'은 창립과 동시에 대대적인 국민캠페인을 전개하는데 이어, 일정부분 참여자가 늘어나면 담배소송과 같은 소송을 추진할 것이라고 밝히고 있다.

'역추연'은 창립취지문에서 "국민의 건강권이 보장되는 사회,

이 아름다운 사회를 우리가 함께 만들어 가자"고 호소하고 있다.

'역추연'은 "진실보다는 거짓이 앞서는 세상, 이를 이용해 부를 채우는 사람들. 이들의 잘못에 목소리를 높여보지만 귀담아 들어주지 않는 현실. 그러나 진실이 승리할 것이라는 순수한 세상을 만들고자 우리는 오늘 매우 중요한 시점에서 가슴과 머리를 맞댔다"고 창립 배경을 밝혔다.

'역추연'은 또 "모든 국민이 희망하는 나라는 정직하고 성실한 사람이 인간다운 삶을 영위할 수 있는 사회를 실현하는 것이라고 생각한다"며 "그러하기에 우리의 작은 힘이나마 '미래세대의 건강권 확립'에 쏟아 부으려고 한다"고 덧붙였다.

'역추연'은 이어 "국민의 건강이야 망가지던 말건 돈만 벌면 된다는 악덕기업과 악덕 기업주가 이 땅에서 사라지지 않고는 국민의 건강은 담보할 수 없을 것"이라며 "비록 '계란으로 바위를 친다'는 무모한 짓일지는 몰라도 그 계란에 바위가 묻혀 자취를 감추는 날까지 우리의 진실 찾기는 계속될 것"이라고 강조했다.

'역추연'은 "이러한 확신을 바탕으로 코웨이(구 웅진코웨이), 청호나이스, LG 전자 등 역삼투압 정수기 회사들이 더 이상의 국민 농락을 멈추고 스스로 시장에서 철수할 것을 명령하고자 시민의 힘을 모아 분연히 일어섰다"고 설명했다.

'역추연'은 "그간의 많은 토론 끝에 시민의 힘으로 결성된 '역삼투압정수기추방 시민운동본부'는 정부가 손을 놓아버린 역삼투압 정수기들의 국민건강위협에 정면으로 맞설 것임을 천명한다"며 "역삼투압 정수기들에 농락당하고 있는 '국민건강권'을 '역삼투압정수기추방 시민운동본부'가 되찾아 국민에게 돌려주고자 한다"고 목소리를 높였다.

‘역추연’ 대표는 “여러 시민들이 함께 모여, 다 같이 만들어 가는 국민 건강권의 권리 찾기에 조그마한 밑거름이 되기를 바라마지 않는다”면서 “진실이 승리하는 그날까지 모두가 함께 가자”고 역설했다.

　아무쪼록 ‘역추연’의 역할이 역삼투압 정수기의 산성수 공급을 끊고 ‘미래세대의 건강권 확립’에 큰 보탬이 되기를 기대한다.

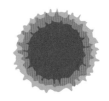

일부 시민단체들
조용한(?) 이유

환경관련 시민단체가 됐건, 정부가 됐던 수돗물이나 물 관련 행사를 하면 후원하는 회사가 꼭 있기 마련이다.

그런데 아이러니하게도 이런 행사의 상당수는 역삼투압 정수기 회사들이 후원사로 참여하고 있다. 물론 이들 회사들이 중견기업인데다 여타 정수기 회사들과는 규모나 매출면에서 차이가 나다보니 자연스럽게 후원사로 지목될 수도 있다.

더욱이 역삼투압 정수기 회사들은 어찌됐건 현재의 정수기 시장을 70~80%를 차지하고 있다. 후원금을 받아야하는 단체들로 봐서는 입맛이 당기는 회사들이다. 또 물과 밀접한 관련이 있는 정수기 업체들이라는 점에서 쉽게 다가갈 수 있다.

어찌 보면 '누이 좋고 매부 좋은' 공생관계를 유지한다면 이보다 더 좋은 후원자가 없을 법도 하다.

그러나 서로 밀고 밀어주는 공생관계는 결국 단체가 입에 재갈을 무는 결과로 나타날 수 있다.

언론이 광고에 재갈을 물듯이 후원금을 내거나 후원사가 되면 쉽게 시민단체에게 입김을 넣을 수 있다. 그래서 후원을 받은 시민단체들은 결국 자신들도 모르게 비판과 지적에 무디어져 그들과 한통속이 되는 누를 범 할 수 있다.

필자가 두 번째 책(역삼투압 정수기가 사람 잡는다)을 냈을 무렵인 2012년 7월경 환경단체에서 근무하는 한 분이 찾아왔다.

우리는 역삼투압 정수기의 문제점에 대해서 상시간 말을 나누었고, 그 분은 이 문제에 대해서 적절한 문제 제기를 하겠다고 말했다. 필자는 위에서 말한 우려를 충분히 인지시켰다. 그러나 그는 자기네 단체는 전혀 그럴 일이 없다고 자신했다.

하지만 인터뷰와 요청한 자료를 가지고 돌아가서는 지금까지 묵묵부답이다. 그렇게 자신감을 보였던 그였기에 기대를 했지만 아무것도 보여주질 않았다. 우려했던 대로였다.

그동안 필자에게 많은 지도를 해주었던 부산대병원 통합의학센터장인 박규현 교수는 지난해 부산에서 개최된 물 관련행사에서 직접 행사 후원사인 모 역삼투압 정수기 업체의 간부를 불러 책임성을 따지기도 했다.

그런데 그 간부의 대답이 가관이었다고 한다. 역삼투압 정수기의 문제점을 따지자 자신은 "기술자가 아니어서 모른다"고 하더라는 것이다.

필자는 역삼투압 정수기 업체들이 후원하고 안하고를 탓하려 하는 것이 아니다. 적어도 현재 나타나고 있는 문제점이나 산성수의 위험성을 인지한다면 관련 단체들이 입에 재갈을 무는 누를 범하지 않기를 바랄 뿐이다.

사실 모든 물 관련 행사에서의 후원사는 우리가 알고 있는 역삼투압 정수기 회사들이 많다.

몇 가지 예를 들어 보자.

2010년 7월 14일 한국물포럼과 국토해양부가 프레스센터 프레스클럽에서 '2010 Korea Junior Water Prize 대회' 시상식을 진행했다. 이 행사는 한국물포럼 주관, 웅진코웨이, 행정안전부, 환경부가 후원했다.

2012년 5월 16일 환경부가 경기도 과천정부청사에서 국민건강을 위한 생활공감 정책의 일환인 '친환경 건강도우미 컨설팅 사업' 발대식과 사회공헌 협약식을 개최했다. 이때 환경개선을 위한 물품 지원에 삼성전자(주), 웅진코웨이(주)가 참여했다.

2012년 7월 6일 SBS, 환경부, 환경운동연합이 '제5회 SBS 물 환경대상'을 주최한다고 발표했다. 이때 후원사는 웅진코웨이, 환경관리공단이었다.

2013년 8월 1일 대한국민운동본부, 2013대한국민대상시상위원회가 주최한 '자랑스런 대한국민상 대상'시상식이 국회헌정회관 기념관에서 개최됐다. 당시 협찬사는 청호나이스와 삼성전자였다.

2014년 4월 21일 이화여자대학교 의료원이 이대목동병원 김옥길홀에서 이대여성암병원과 여성건강증진센터 개소 5주년을 기념해 건강 강좌 및 명사 초청 토크쇼를 개최했다. 이때 후원사는 AIA생명, 청호나이스, 토다이 목동점 등이다.

정부가 후원하는 경우도 있다. 청호나이스는 2012년 6월 6일 경기도 화성에 위치한 청호인재개발원에서 주최한 '자연사랑 전국 어린이 그림ㆍ글짓기 대회'는 환경부가 후원했다.

지난 2010년 국정감사 자료에 따르면, 수돗물 불신으로 인해 발생하는 사회적 비용은 직접 비용만 연간 2조 2,500억원에 달한다. 매년 정수 과정에서 110억원어치의 수돗물이 버려지고, 샘물 구입에 8,400억원이 들어간다. 정수기 구매·렌털 비용에 지출되는 돈도 1조 4,000억원이나 된다.

　환경단체가 과연 무엇을 해야 하는지 고민하게 하는 통계다. 왜 이런 현실이 됐을까? 이제라도 방향타를 제대로 잡아가기를 학수고대 해본다.

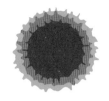

정수기 협동조합의 실체

현재 국내에는 99개의 정수기 회사들이 '한국 정수기 공업 협동조합'에 가입해 있다. 저마다 몸에 가장 좋은 물이라고 선전하고 있지만 제대로 된 검증기관이 없는 현재로서는 우리 소비자들이 분별하기란 난망한 일이다. 문제가 되는 이온수기는 식약처(의료기기법) 관할이므로 논외로 치더라도 환경부(먹는물관리법) 관할인 정수기의 검증 제도는 어떨까.

정수기를 제조 판매 하려는 자는 먼저 '한국 정수기 공업 협동조합'에서 품질검사를 받아야한다.

품질 검사란, '정수기를 제조, 수입 판매하고자 할 때 정부가 법률로 규정한 정수기 품질검사에 합격한 제품을 시, 도지사에게 신고한 후 정수기 품질검사증(물마크)를 부착하여 판매하도록 하는 제도로써 소비자에게 보다 안전하고 검증된 정수기를 구입함과 동시에 먹는 물의 위생과 안전성 확보를 위한 것'이라고 '한국 정

수기 공업 협동조합'은 밝히고 있다. (근거조항 : 먹는물 관리법 제18조
제4항, 동법 제29조 제1항, 동법 제30조)

품질 검사 절차를 알아보자.

품질 검사 절차

정수기 품질 검사 안내(제조 및 수입판매 업체 : 신청인)

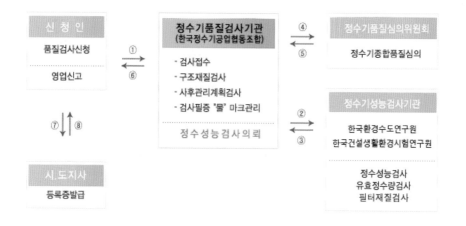

이렇게 환경부를 대리한 조합의 품질 검사를 마친 정수기는 검
사필증과 물마크를 받는다.

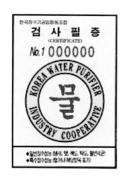

마크는
정수기의 기준 및 규격에 합격한 정수기에
만 부여하는 정부의 유일한 품질인증마크
입니다.
물마크가 부착된 정수기는
안심하고 사용하셔도 됩니다.

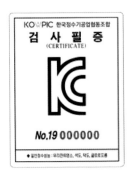

 마크는

정수기의 기준 및 규격에 합격한 정수기에만
부여하는 정부의 유일한 **품질인증마크**입니다.
KC마크가 부착된 정수기는
안심하고 사용하셔도 됩니다.

이 품질 검사에서, 환경부의 '먹는 물 수질기준'이 pH5.8~8.5
이기 때문에 산성수라도 검사를 통과할 수 있다.(앞에 글 '거꾸로 가
는 환경부'참조)

문제는 '한국 정수기 공업 협동조합'에서 발행하는 '물마크'부분
이다. '한국 정수기 공업 협동조합'은 품질 검사를 마친 기기의 인
지처럼 물마크를 1대당 1장씩 부착하도록 하고 이것을 판매한다.
그리고 이 판매 대금이 협동조합 재정의 대부분을 이루고 있다.
뭔가 기시감이 있지 않은가?

바로 '세월호' 때 격은 바 있는 전형적인 관피아 구조이다. 환경
부는 민간(협동조합)에게 위탁하여 품질검사를 대행하도록 하고,
조합은 가장 막대한 판매를 이루는 역삼투압 정수기 회사에서 가
장 많은 수입을 얻는다.

그러니 협동조합은 제대로 된 물이던 말던 전혀 상관하지 않는
다. 국민건강은 남의 나라 이야기다. 이러니 정확한 통계 작업 역
시 지지부진하기만 하다.

시민단체들이 역삼투압 정수기의 판매량을 알고 싶어 문의해
도 항상 고무줄 식의 답변뿐이다. '물마크'를 판 금액만 봐도 알 수

있지만 절대 공개하지 않는다.

　재정 역시 투명하지 않는 것은 기본이다. 필자가 아무리 역삼투압 정수기의 문제점을 떠들어도 '먹는 물의 위생과 안전성 확보를 위한'짓은 절대 하지 않는다. 고양이에게 생선을 맡기는 것으로 또 하나의 관피아 논쟁의 대상이 된다.

　물론 그들 입장에서는 조합원들의 이익을 대변하는 단체이니만큼 국민들의 건강이 아니라 어떤 나쁜 물을 팔던 경제적 이익만 있다면 조합원들을 감싸는 것이 딩 연할지도 모른다. '세월호' 사건의 해피아와 같은 모습이다. 감독과 지도를 해야 할 단체를 그 대상들이 스스로 조합원이 되어 하고 있으니 불리한 결정을 할 리가 없는 해피아의 판박이 구조이다.

　2013년 중소기업중앙회(회장 김기문)가 집계한 자료에 따르면 '한국정수기공업협동조합 정 이사장이 8선에 성공했다'고 나온다. 8선을 연임하다니 그야말로 진짜 '철밥통 이사장'이다.

　그 덕에 지금도 코웨이와 청호 나이스 정수기 업체들은 정부가 인증한, 정부가 보증하는, 자랑스런(?) '물마크'를 내세우며 판매에 열을 올리고 있다.

다양한 정수기들의
정수 방식

제6장

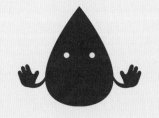

대표적 정수기들의
정수방식

현재 국내에는 많은 정수기 업체들이 있지만 가장 많은 판매를 이루고 있는 정수기들의 정수 방식을 비교해 보자.

역삼투압 방식의 정수기

· **원리** : 역삼투압 방식의 정수기는 정수를 위한 핵심 필터인 멤브레인 기공의 크기가 0.0001㎛ 정도의 초미세구멍에 물을 통과시켜 여과하는 방식. 또한 역으로 고농도에서 저농도 용액으로 강제적으로 이동시키는 현상을 말함.(고농도 → 저농도)

· **장점** : 물속에 있는 모든 미네랄과 화학물질을 전부 제거하는 방식으로 순수한 물을 얻을 수 있음.

· **단점** : 물속에 있는 모든 미네랄 성분을 완전히 제거해 버리므로 죽은 물이 된다. pH농도가 6.0이하의 산성수가 된다. 정수시간이 상당히 소비되며(시간당 4~5L이하), 역삼투압 처리시 원수의 80%를 버려야 한다. 정수된 물이 적고, 정수된 물을 저장하는 탱크 내에 미생물이 발생할 수 있는 가능성이 있다.

· **건강과 질환** : 미네랄이 제거되거나 또는 산성수를 마시면 혈액이 산성화되고 삼투압의 극심한 변화와 신장의 부담으로 인하여 세포 및 심혈관계 질환이 발생하는 원인이 될 수 있음. 용존산소가 거의 없는 산성수를 지속적으로 마실 경우 혈액의 점도가 조금만 높아져도 악화되는 고혈압이나 심혈관계질환, 심장질환, 뇌질환을 가지고 있는 사람들에게 치명상을 입힐 우려가 있음.

※국내 정수기 시장의 약 70%정도를 차지하며 코웨이와 청호나이스, LG전자, 동양매직 등 정수기 업체의 대기업들이 주 판매원이다. 절대 마셔서는 안 되는 물이다.

중공사막 방식의 정수기

· **원리** : 중공사막 방식은 미국 아미콘에서 고분자 플라스틱 원료로 비대칭 구조의 멤브레인을 모듈화하면서 실용화됐다. 처음에는 인공신장 혈액투석기용으로 사용됐으며 0.001~0.01미크론(사람 머리카락 굵기의 1만 분의 1에서 10만 분의 1)의 기공을 가진 막을 적용한다.

· **장점** : 역삼투압 방식에 비하여 물의 낭비가 없어 정수량이 높다. 세균과 오염물질은 걸러내고 미네랄은 통과시킨다.

· **단점** : 뜨거운 물에 약하여 필터의 수명이 길지 못한다. 초기 제품은 질산성 질소, 암모니아성 질소 등의 음이온 물질은 걸러내지 못해 문제가 있었다. 이런 문제로 중공사막 필터는 독립적으로 사용하는 경우가 드물어 카본필터와 이온합성수지를 혼용하여 사용하는 경우가 많다.

※국내 정수기 시장의 약 15%를 정도를 차지하며 교원L&C의 웰스정수기가 주 판매원이다. 교원L&C는 중공사막 정수기의 단점을 첨단 필터로 개선한 정수기로 미네랄을 앞세우고 소비자의 웰빙 분위기에 힘입어 선전하고 있다.

전기분해 방식의 알칼리 이온수기

· **원리** : 수돗물을 1차 정수시킨 후, 전기분해 수조에 넣고 전기분해 전극을 통해서 전기분해한 후 알칼리이온수와 산성수를 분리해서 생성하는 장치이다.

· **단점** : 전기분해를 통해 생성된 물의 수소이온농도는 pH 8.5~10의 알칼리수와 pH 3.0~6.0의 산성수가 됨. (인체의 pH와 맞지 않음. 식약처 허가기준이 pH 9.0)

활성산소 생성으로 인체에 해로움.

· **특징** : 일반 정수기와는 달리 '의용물질 생성기라는 의료용구'이다. 따라서 의사의 지도 없이 함부로 마실 물이 아니다.

※정수기가 아닌 의료기기이다. 당연히 일반인들이 먹어서는 안 되는 물이다. 다만 전기분해 정수기중 약알칼리수를 음용수로 하는 정수기물은 누구나 음용할 수 있으며, 강알칼리수를 음용수

로 하는 이온수기와는 다르다.

압축활성탄 방식의 정수기

· **원리** : 무수히 많은 작은 구멍을 가지고 있으며 기체나 액체 등에 포함되어 있는 물질을 흡착하는 능력이 강한 탄으로 이제까지의 정수기에 많이 사용되었다. 여기에 특수 결합체를 첨가해 가열하면서 단단하게 만든 것이 압축활성탄이다. 정수기에 사용하는 활성탄은 입성활성탄과 압축활성탄 두 가지가 있다.

· **장점** : 물속에 녹아있는 염소나 유기화학 물질과 물에 녹지 않는 0.2마이크로 이하의 미립자를 걸러낸다. 역삼투압 방식에 비하여 물의 낭비가 전혀 없다. 미네랄이 풍부하며 세균과 오염물질은 걸러내고 미네랄은 통과시킨다. 나쁜 냄새와 맛, 그리고 물에 녹아 있는 인체에 유해한 소독, 살균제의 부산물인 DBPS까지 흡착, 제거하며 활성탄 고유의 살균효과를 이용, 즉시 살균은 물론 2차 감염을 예방해 준다.

※국내 많은 정수기 회사들이 입성활성탄을 사용하고 있다. 하지만 입성활성탄은 물이 통과하면서 물길이 생겨 흡착력이 떨어지는 것으로 알려져 있다. 암웨이 정수기만이 압축활성탄을 쓰고 있는데 애석하게도 회원제 판매라 일반판매를 하지 않아 구입에 어려움이 있다.

정수기는 디자인보다
물을 보고 선택해야한다

정수기를 구입할 때 무엇을 가장 중점적으로 봐야 할까. 전문가들은 두말 할 필요 없이 사람이 직접 음용하는 '물'이라고 단언한다. 그러나 상당수의 사람들은 물보다는 광고, 디자인, 모델 등에 더 예민하게 반응한다.

이는 건강에 좋은 양질의 물을 만들어 내는 정수기를 여타 전자 제품처럼 생각해 구입하고 있는데서 비롯된 현상이다.

수돗물 불신을 업고 등장한 정수기는 이미 결혼 혼수품 대열에 까지 들어섰으며, 해를 거듭할수록 종류 또한 다양화되고 있다. 이제는 각 가정이나 사무실 등에서 필수적인 물건이 됐다.

정수기가 보급되기 시작한지 20여년이 지나면서 정수기 시장은 폭발적으로 성장해 1조원대에 육박해 있다.

이제는 '물=수돗물'이 아니라 '물=정수기'를 연상할 정도가 됐다.

현재까지 가장 큰 시장을 차지하고 있는 역삼투압방식의 정수기들은 자신들의 단점을 철저하게 숨기며, 오로지 광고를 통해 승부를 걸어왔다.

물의 질보다는 광고의 힘으로 모델이나 디자인, 판매 기법을 앞세워 국민들을 현혹해 온 것이다.

전문가들은 "정수기나 이온수기 모두를 통틀어 다양한 기기들의 기능, 디자인, 모델도 중요하지만 무엇보다 소비자가 철저하게 따져야 할 것은 물"이라고 강조하고 "가장 좋은 물은 우리 몸의 pH(7.4)에 가장 근접해 있는 것임을 명심해야 한다"고 밀한다.

이는 기능, 디자인, 모델이 건강을 지켜주는 것이 아니라 물이 그 역할을 하기 때문이라는 것이다.

그런데 정수기 업체들은 여전히 물보다는 기능과 디자인을 가지고 논쟁 중이다.

이 기능과 디자인을 둘러싼 정수기 업체 간의 분쟁·소송도 치열하다. 차라리 물의 유용성, 오염물 제거나 미네랄 함량 등 효능을 가지고 싸우거나 하면 오히려 환영 할만도 하건만 정수기의 본질과는 다른 부가적인 것을 가지고 싸우고 있다.

지난해 11월에는 코웨이가 경쟁사인 동양매직을 상대로 정수기 디자인을 베꼈다며 서울중앙지방법원에 디자인권 침해 금지 가처분 신청을 제기했다.

코웨이는 동양매직이 그 해 10월 출시한 '나노미니 정수기'가 자사의 '한뼘 정수기' 디자인을 표절했다고 주장했다.

이들 두고 코웨이 측은 한뼘 정수기는 이전 정수기들과 달리 공간 활용성을 향상시키기 위해 초소형 정수기 디자인 개발에 착수해 2012년 디자인 등록을 받아내는데 성공했다고 밝히고 있다. 반면 동양매직 측은 나노미니 정수기는 구조와 설계가 전혀 다르다는 입장이다.

물론 디자인은 중요하다. 옛 속담에도 '보기 좋은 떡이 먹기도 좋다'라는 말이 있다. 하지만 이 경우는 떡 자체가 건강에 도움을 주는 것이지 해를 주지는 않는다는 전제를 두고 표현하는 말이다.

먹고 탈나는 떡이라면 아무리 보기에 좋다고 해도 사 먹지는 않을 것이다. 그런데도 우리는 보기에 좋다고(디자인이 좋다고) 먹으면 탈나는(몸에 나쁜 산성수) 떡(정수기)을 사 먹는 격이다.

이러한 소모적인 논쟁은 국민들을 피곤하게 할 뿐이다. 그럴 시간이 있다면, 또 국민의 건강을 생각한다면 매출대비 연구개발 비용 중 단 1%라도 산성수를 만들지 않는데 투자해야 할 것이다.

또 하나, 본질과 전혀 상관없는 문제를 가지고 아귀다툼을 하는 경우를 보자.

동양매직과 코웨이의 소송이 여전히 진행 중인 가운데 이번엔 청호나이스가 코웨이를 상대로 100억원 상당의 특허기술 침해 소송을 2014년 4월 15일 서울중앙지법에 제기했다. 코웨이가 자사의 얼음정수기 특허 기술을 침해했다는 주장이다.

청호나이스는 코웨이 측이 2012년 얼음정수기 '스스로살균'을 출시하면서 청호나이스가 보유한 특허 기술을 침해했다고 주장한다. 그러나 코웨이는 얼음을 얼리는 제빙기술은 일반적인 기술로 코웨이 시스템은 청호나이스가 주장하는 얼음과 냉수를 동시에 하는 게 아닌 얼음과 냉수 생성이 분리된 시스템이라고 반박하고 있다.

앞부분의 '또 다른 복병, 건강에 해로운 냉수와 얼음' 부분에서 이미 말했다시피 냉수는 우리 몸에 엄청 안 좋다.

사람의 체온이 1℃ 떨어지면 면역력은 30퍼센트나 낮아지고,

반대로 체온이 1℃ 올라가면 면역력은 5배나 높아진다. 체온을 1℃만 올려도 면역력이 크게 높아져 감기나 대상포진, 아토피는 물론 암, 고혈압, 당뇨병, 고지혈증, 류머티즘, 우울증, 비만 등 현대인들의 건강 고민들을 상당 부분 해결할 수 있다는 주장까지 나오고 있다.

그런데 이렇게 건강에 안 좋은 얼음과 냉수를 만드는 기술을 가지고 다투고 있으니 참으로 한심하기만 하다. 마치 '우리 정수기가 너네 정수기보다 사람의 몸을 더 빨리 망가지게 한다'라고 다투는 것 같아 섬뜩하기까지 했다.

가령 '우리 제품이 다른 제품보다 미네랄이 몇 % 더 많다'라거나, '우리 물은 약알칼리수이다'라거나 좀 더 건강에 관련된 사항을 가지고 다툰다면 얼마나 좋을까? 정수기는 그야말로 건강과 직결된 제품이니까 말이다.

이런 측면에는 우리 모두가 자초한 점도 있다. 우리 스스로가 디자인이나 편의성보다 물의 품질을 따져가며 정수기를 구입했다면 오만하게도 업체들이 저런 문제로 다투지는 않을 것이기 때문이다.

지금도 역삼투압 정수기 업체들은 '니들이 물에 대해서 뭘 알아. 그저 모양만 예쁘게 하고 잘나가는 모델 구해서 광고만 빵빵 때리면 알아서 팔리는데 말이야.'하면서 미소 짓고 있을 것이다.

다시 강조하지만 정수기는 가전제품이 아니다. 바로 우리들의 건강과 직결된 극히 중요한 제품이다.

우리 스스로가 디자인보다 물의 품질을 따져가며 정수기를 구입해야 업체도 부수적인 것에 지나지 않는 디자인 타령, 얼음 물 타령을 하지 않고 물의 품질을 가지고 경쟁을 하게 될 것이다.

그래야 저런 이상한 분쟁이 일어나지 않을 것이다.

건강을 잃으면 모든 걸 잃는 것이다.

TV · 신문광고에
현혹되지 말라

역삼투압 정수기 회사들의 광고를 보면 대부분 스타가 등장한다. 유명 연예인은 물론이고, 정치인까지 등장한다.

이중 필자의 관심을 끌었던 것은 지난 17대 총선에서 불출마를 선언하고 정계를 떠났던 오세훈 변호사의 청호나이스 '아이스콤보'의 모델 기용이었다.

이후 이 광고는 오 변호사가 2006년 5.31지방선거에서 서울시장에 출마하면서 선거법 위반 논란으로 확산됐다. 이 선거에서 오 후보는 야당의 열린우리당 강금실 후보를 제치고 서울시장에 당선됐다.

선거법 위반 논란은 이후 법원이 무혐의 결정을 내림으로써 종지부를 찍었다. 그러나 필자는 이전 이명박 전임 시장의 '아리수' 사업을 오 시장이 어떻게 끌고 갈지가 더 관심거리였다.

그 이유는 서울 수돗물 '아리수'를 애물단지로 만든 책임이 있는 역삼투압 정수기 제조 판매업체인 청호나이스의 모델을 했기 때문이다. 물론 광고를 찍을 때는 정계를 떠나 변호사로 있으면서 아무런 생각 없이 모델이 됐을 수도 있다. 그러나 이후 시장에 당선되어 수돗물 아리수를 살릴 책임이 있는 가장 영향력 있는 인물이 되었다.

그렇기에 공인이 된 그가 올바른 판단으로 역삼투압 정수기의 문제점을 파악하여 아리수를 살리는 조치를 하지 않을까 하는 기대를 하게 된 것이다.

하지만 역시나 그는 수돗물 살리기에는 별다른 관심을 갖지 않았다. 아니면 일부러 무시했거나.

결국 이렇게 이명박, 오세훈으로 이어진 아리수 사업은 현 박원순 시장에게까지 넘겨졌지만 5,000억원이 넘는 혈세만 쏟아 부은 채 아직도 허우적거리고 있다.

정수기 모델은 선거법 위반 여부를 떠나 적어도 정치권 출신인 오 변호사가 서울시장이 되겠다고 했다면 당시 사과를 했어야 했다. 이는 그 이전부터 수돗물 불신의 원흉이 역삼투압 정수기라는 지적이 계속 제기돼 온 상태였기 때문이다.

좀 더 정확히 얘기한다면 지금 애물단지가 된 아리수의 오늘날 현실을 오 전 시장이 부채질했음에 대해서 부인해서는 안 될 것이다. 광고를 통해 신뢰성을 주었기 때문이다.

서울 시장에 당선된 사람이 나온 광고라면 국민들 누구도 그 정수기의 품질을 의심하지 않았을 테니까 말이다. 백번 양보해서 그가 그 광고를 찍었을 당시에는 역삼투압 정수기의 문제점을 몰랐을 수도 있다.

그가 역삼투압 정수기의 실상을 조금이라도 알았다면 모델을 수락하지 않았을 것이며, 오히려 서울시장이 됐을 때는 이 문제 해결에 적극 나섰을 수도 있다. 하지만 그는 서울시장이 되고 나서도 전혀 이 문제에 대해 언급이 없었다. 바라건대 그가 아직도 정치를 꿈꾸고 있다면 이제라도 이런 실상을 좀 알았으면 한다.

흔히들 광고에 나오는 모델들의 비용은 소비자들의 몫이라고 한다. 그렇다면 역삼투압 정수기 광고만은 소비자가 돈을 내고 소비자 스스로의 건강을 해치는 웃지 못 할 일을 해왔던 셈이다. 아니 지금도 하고 있다.

정수기업계는 하절기가 다가오면 저마다 빅모델을 내세우며 치열한 경쟁구도를 형성한다.

2013년 청호나이스는 10년 만에 유명 여배우를 기용했다. 청호나이스는 창립 20주년을 맞아 출시한 얼음정수기 '티니' 출시에 맞춰 톱스타 김남주와 광고모델 전속계약을 맺고 TV광고를 내보냈다.

청호나이스는 2000년대 초까지만 해도 황신혜, 이승연 등 여성 빅모델을 자주 기용했으나 최근 10년간은 오세훈 시장, 조지 스무트 박사 등 유명인과 개그맨 김원효, 조지훈 등 이색 모델을 선호했었다.

코웨이는 2013년 상반기 아이돌그룹 2PM과 계약, 신세대와 한류 팬들을 공략하고 있다. 올림픽공원 올림픽홀에서 '코웨이와 2PM이 함께하는 뮤직 페스티벌 〈물이 빛나는 밤에〉'를 개최했고, 최근 출시한 냉정수기 'CP-260' 역시 2PM을 통해 광고할 예정이다.

쿠쿠전자도 지난해부터 밥솥 모델이었던 원빈을 정수기에도 본격 기용했다. 최근 출시한 쿠쿠 나노디톡스 정수기 역시 원빈이 TV 광고에 출연하며 기존 정수기 라인업을 이어가고 있다.

이 시장 후발주자인 LG전자는 좀 다르다. 코웨이의 저수조 문제를 거론하거나, 국내 최초 정수기 냉장고의 탄생을 알리는 지난 광고와 달리, 디오스 얼음 정수기 냉장고의 특징을 4가지 포인트로 정리해 임팩트 있게 보여주는 콘셉트로 제작됐다. 프리미엄 냉장고, 관리 받는 물, 살균케어, 더 넓어진 키친 등 얼음 정수기냉장고의 4가지 특징을 설명한다. 지금도 역삼투압 정수기 광고는 여전히 톱스타들이 판을 치고 있다.

상품의 인지도는 모델과 비례한다. 수억원의 모델료를 주고 이들 스타들을 모델로 기용하는 것은 그만한 이유가 있다. 그러나 정수기는 다르다. 단순히 사용하고 버리는 전자제품이 아니다.

건강과 직결된 전자제품인데다, 자칫하면 해악성으로 인해 건강을 해치는 물건이 될 수 있기 때문이다. 그래서 정수기 선정에서는 무엇보다도 모델과 디자인, 기업의 공신력이 아닌 물이 어떤 것인가를 가장 먼저 판단해야한다.

아무리 스타가 나오는 광고, 금도금을 한 디자인이라도 물이 건강에 이롭지 못하면 정수기는 단순 구색을 갖추는 가구수준이 아니라 재앙이 될 수도 있다. 따라서 어떠한 경우라도 정수기 구입 시는 물부터 따져보는 것이 중요하다.

수돗물을 선택할지, 수돗물 보다 못한 정수기 물을 선택할지, 아니면 수돗물보다 양질의 정수기를 구입할지, 이 모두는 이제 소비자들의 몫이 됐다.

죽었다 깨어나도 역삼투압 정수기 회사들은 수돗물보다 못하다는 것을 인정하지 않을 것이기 때문이다.

지금 당장 수돗물 아리수의 검사 성적표와, 역삼투압 정수기의 산성수 성적표를 비교해보라. 어떤 물을 선택해야 하는지 쉽게 알 수 있을 것이다. 그러면 TV나 신문지상의 정수기 광고를 보는 눈이 달라질 것이라 확신한다.

국민들도 이제는
알아야 한다

제7장

수돗물은 왜 국민의 식수가
되지 못 하는가?

수돗물 불신 해소의 방향 제대로 잡아야 한다

결론부터 말하면 '수돗물에 대한 불신'이 높기 때문이다. 그렇다면 왜 이러한 불신이 지금까지 이어지고 있는가.

첫 번째 이유로는 정부와 지자체, 한국수자원공사(K-water)가 불신 해소의 방향을 잘못 잡고 있는데서 비롯되고 있다.

고착화된 불신의 근본원인은 간과한 채 수돗물의 우수성만 연일 홍보를 했으니 그 결과는 뻔한 일이었다. 결국 정수기 시장에 모든 것을 내어주고 엄청난 국민의 혈세만 축내고 있는 꼴이 됐다.

필자는 20여 년 전부터 이 문제의 해결방향을 제시했었다. 바로 역삼투압 정수기 회사들의 마케팅이 수돗물 불신의 원흉인 만큼 이들 정수기의 문제점을 백일하에 드러내는 것 밖에 다른 방도가 없다고 말해왔다.

이를 위해 필자는 대통령, 환경부장관, 복지부장관, 서울시장, 국민건강보험공단 등 관계요로와 국회에 역삼투압 정수기 회사들의 마케팅이 수돗물 불신의 근본 원인임을 알렸다. 또 해소책으로 수많은 홍보에 들어가는 혈세를 역삼투압 정수기의 문제점을 알리는데 충당할 것을 호소했다. 그러나 애석하게도 아무도 귀담아 듣지 않았다.

결국 정수기 시장은 2조원대로 공룡이 됐고, 이젠 정부조차 어떻게 할 수 없는 몰골이 되어 버렸다. 수돗물에서 금은보화가 쏟아진다 해도 믿지 않을 정도로 불신은 최상점에 도달해 있다.

지금이라도 늦지 않았다. 대통령부터 물 관련 부처에 몸담고 있는 모든 공무원은 역삼투압 정수기에 대한 인식을 달리해야한다. 수돗물을 이렇게까지 천대받게 만든 근본원인이 역삼투압 정수기에 있다는 것을 인식해야 한다. 그렇지 않으면 죽었다 깨어나도 해결책은 없다는 것을 필자는 확신한다.

정부와 지자체는 매년 많은 예산과 노력을 들여 홍보 · 캠페인을 통해 시민들의 '불신'을 없애려 노력 중이다.

문제는 그런 노력을 쏟아 부어도 딱히 성과가 나오고 있지 않는다는 사실이다. 정부는 매년 수돗물 수질 개선을 위한 고도정수처리시설 설치 · 노후 관로 교체 등에 2조원대의 재정을 쏟아 붓고 있다.

서울시의 경우 2010~2015년 시내 6개 정수장에 숯 · 오존 처리시설을 도입하기 위해 공사 중인데, 1개 시설 당 약 1,000억원을 투입하고 있다.

이 정도면 수돗물은 당연히 국민들로부터 사랑을 받는 물이 돼야 한다. 그러나 수돗물을 마시는 국민들은 전체의 일부 수준에 그치고 있다. 그것도 끓이지 않고 그냥 마시는 국민들은 2~5% 안팎에 불과한 실정이다.

환경부가 2013년 11월부터 한달여 간 만 20세 이상 국민 1만 2,000명을 대상으로 '수돗물 만족도 조사'를 한 결과(2014년 3월 19일 발표)에 따르면 전국 '수돗물 음용율'은 55.2%로 전년 대비 2.1%p 상승한 것으로 나타났다.

이는 수돗물 음용율 중 '수돗물을 그대로 마신다'는 응답과 '수돗물을 끓여 마신다'는 응답 중 중복 응답을 제외한 수치다.

이중 '수돗물을 그대로 마신다'는 응답은 5.3%에 불과해 수돗물에 대한 인식이 여전히 좋지 않다는 사실을 알 수 있었다.

반면 정수기 사용은 48.6%(항상 42.9%, 자주 3.5%, 가끔 2.2%), 시판 중인 먹는샘물(생수) 이용은 43%(항상 9.2%, 자주 5.9%, 가끔 27.9%)로 높게 나타났다.

지하수 · 우물물 · 약수는 11.6%(항상 2.8%, 자주 1.9%, 가끔 6.9%)로 집계됐다.

그런데 직접 음용이라는 구체적 사실은 뒤로한 채 단순히 '수돗물 음용율'만 밝히면 평균 50%를 넘고 있는 것처럼 오인할 수 있다.

환경부가 밝힌 연도별 '수돗물 음용율'은 2009년 56.0%, 2010년 55.2%, 2011년 54.8%, 2012년 53.1%, 2013년 55.2% 등이다.

'수돗물 음용율'은 우선 수돗물 식수 비율에서 직접 음용 비율과 끓여서 마시는 비율을 구분해야 한다. 그 이유는 수돗물을 끓여서 마시는 사람들도 수돗물에 대한 불신을 갖고 있기 때문이다. 보통 수돗물의 신뢰도에서 직접 음용비율을 따지는 이유도 바로 이 때문이다.

그렇다면 선진 외국은 어떠한가. 수돗물의 음용 비율은 가히 부러울 정도다. 영국이 90%, 미국 82%, 일본 78%수준이다. 반면 우리나라는 55% 수준인데 그것도 끓여먹는 것과 정수기를 통해서 먹는 것을 포함한 것이니 한심할 노릇이 아닌가.

이러다 보니 수돗물이 경제적·환경적·건강적 측면에서 가치가 높다지만 국민들의 불신으로 인해 제대로 활용되지 못하고 있다는 사실에서는 정부가 대오각성해야 한다.

2014년 3월13일 단국대 분쟁해결연구센터 전형준 교수팀이 최근 발간한 '수돗물의 경제적 가치 재고찰 필요성에 관한 연구 보고서'에 따르면 우리나라 수돗물은 1인 일평균 이용료가 100원에 못 미치는 79원(가정용수·179 l·2011년 상수도 통계 기준)이다.

특히 4인 가족이 수돗물을 주 식수로 사용할 경우 드는 비용은 월 72 l 를 기준으로 32원가량에 불과하다. 반면 정수기로 물을 마실 경우 가정 당 월평균 2만1,881원, 먹는 샘물은 1만1,825원으로 각각 수돗물 비용의 680배, 367배에 달하는 비용을 지출해야 한다.

환경적 측면에서도 PET병 먹는 샘물은 수돗물의 700여배가 넘는 1일 238~258g의 탄소를 발생시키고, 정수기도 수돗물의 1,500~2,100배인 1일 501~718g의 탄소를 내뿜는다. 건강 측면에서도 수돗물은 지난해 국립환경과학원 조사 결과 미네랄 함량이 45㎎/ l 나 돼 시중에 판매되는 유명 생수들보다 함량이 높아 몸에 더 좋은 물인 것으로 나타났다.

이러면 무엇 하는가. 어떤 이유에서건 국민들은 지금도 수돗물을 외면한다. 그것도 수돗물보다 못한 역삼투압 정수기의 산성수를 매일같이 마시면서 말이다.

바로 여기에서 정답을 찾아야 한다. 한번 고착화된 '불신'이 얼마나 큰 화를 불러 오는지 이참에 정부는 똑똑히 알아야 한다.

우리 사회에 국가에 대한 불신이 독버섯처럼 자라고 있다는 것을 안다면 수돗물 불신은 정부 주도의 대개혁이 아니면 해소될 수 없을 것이다.

한번 고착화된 불신은 절대 줄어들지 않는다. 계속 꼬리에 꼬리를 물고 확산되는 경향이 있다. 이는 결국 정부 불신과 결합돼 국민의 뇌리에 각인된다.

MB정부시절의 광우병 파동, 천안함 폭침과 이번 세월호 참사에 이르기까지 끊임없이 정부를 불신하는 유언비어와 음모가 판을 치고 있다. 비록 사실이 아니라는 것이 밝혀지더라도 또 다른 대상을 찾아 끝없이 물고 늘어진다.

이런 사실을 알고 있는 정부라면 지금의 방법으로 수돗물 불신이 해소될 것이라 기대한다면 큰 착각이다. 결국 천문학적인 혈세를 쏟아 부은 후 땅을 치고 통곡하게 될 것이다. 5,000억원이라는 혈세를 쏟아 붓고 애물단지가 된 서울의 '아리수'가 그렇고 지자체 공히 이런 가슴앓이를 하고 있다.

그동안 환경부, 상수도사업본부, K-water는 물론 전국의 지자체 등은 수없는 방법을 동원해 수돗물 불신 해소에 노력했다. 올해만 해도 수없는 해결책들이 동원됐다.

환경부는 '무료수질검사' 시행, 상수도사업본부는 수돗물에 대한 막연한 불신감을 해소하고 수돗물의 안전성을 홍보하고자 주요 생산시설을 직접 둘러보는 '상수도 워터 투어'를 운영하는 등 수돗물 생산현장 견학을 확대 실시했다.

K-water(수자원공사)는 물 관리 패러다임을 근원적으로 바꾸겠다는 혁신의지를 담은 'Smart 新 경영'을 선언했다. 'Smart 新 경

영'은 지금까지 추구해 온 안전하고 깨끗한 물 공급에서 더 나아가 '인체에 건강한 물 공급'으로 물 관리의 패러다임을 전환하는 것이라고 한다. 수자원공사는 이와 함께 전국주부교실과 '수돗물 인식 개선'에 나섰다.

지역에서도 이런 움직임은 많이 포착됐다. 경기도 연천군은 수돗물에 대한 정보를 제공하고 주민들의 불신을 해소하기 위해 '수돗물 품질보고서'를 발간했으며, 고양시는 '수돗물상식 홍보' 파일 폴더 5,000매를 제작·배부했다. 또 수원시는 '수돗물 수질24시간 실시간 공개'를 하고 있다.

경남 창원시는 '안전한 수돗물 드세요' 거리 홍보 캠페인을, 경북 영주시는 정수장을 전면 개방해 '수돗물 불신 해소'에 나서고 있다.

이밖에도 대구시는 '수돗물 녹조대응 시스템'을 구축했으며, 강원 평창군은 '수돗물 가치 알리기 체험프로그램'을 운영하고 있다. 그러나 이러한 노력의 결과는 '수돗물 직접 음용 3-5%'라는 초라한 성적표만 받아들고 있을 뿐이다. 방법이 잘못됐고, 방향설정이 잘못됐음을 사실로 입증한 것이다.

이게 우리나라의 현실이요, 서울시의 자화상이다. 입에 재갈을 물고 선 이유도 모른 채 국민들은 수돗물보다 더 못한 산성수의 역삼투압 정수기물을 최고의 물인 양 퍼마시고 있는 것이다. 만약 역삼투압 정수기 물이 수돗물보다 더 좋다면 굳이 이런 지적을 할 필요가 없을 것이며, 홍보를 할 필요도 없다.

하지만 애석하게도 그 원인을 단지, 수도관 부식, 염소 소독에 의한 냄새 때문으로 국한해 홍보를 하고 있으니 정수기 회사들의 홍보에 항상 뒤따라오고 있는 꼴이 된 것이다. 이를 한번 뒤집어 보면 해답이 보인다.

이런 불신을 누가 만들었는가. 그것은 초기 역삼투압방식의 정수기 회사들이 만들었음은 이미 밝혀져 있다. 온갖 불신코드를 접목한 마케팅은 환경단체와 언론의 힘을 업고 승승장구하는 결과로 이어진 것이다.

그럼에도 아무도 여기에 문제를 제기하지 않았다. 필자만의 외로운 싸움만 지금까지 계속되고 있을 뿐이다. 돌아보라. 그들이 자신들의 정수기를 팔기위해 어떤 짓을 했는지, 이걸 정부가 몰랐다면 다시 말하지만 직무유기다.

초기진압에 실패한 불신은 소비자 탓이 아닌 정부 책임이다. 불신을 방치하다 보니 그 학습효과에 길들여진 국민들은 막연히 수돗물을 불신한다. 대부분 사람들이 수돗물을 마시지 않는 것은 지금 정부가 알고 있는 것과는 달리 오랫동안 겪어왔던 불신의 학습효과 때문이다.

수돗물 불신을 해소하기 위해 모여 토론을 하고 있는 학자나 전문가들도, 그것을 정답인양 정책에 접목하는 공무원도 모두 마찬가지다. 오히려 수돗물 불신을 부추기는 꼴이 되고 있다.

지금이라도 역삼투압 정수기 회사들의 수돗물 불신을 조장하는 노이즈 마케팅을 차단해야 수돗물이 살아날 수 있다. 더 이상 수돗물이 그들의 시장 확대에 희생양이 되어서는 안 된다.

환경재앙이 올 수 있는 강물의 위험

수돗물 불신의 두 번째 이유는 원수의 오염이다. 언론이나 환경단체에서 매년 주기적으로 꼬집는 것이 원수에 대한 불안감이다.

다음 글은 박치현 공학박사가 앞에서 말한 'MBC 특집다큐멘터리 미네랄의 역습'을 기초로 펴낸 '역삼투압 정수기를 고발합니다'(2015, 서영출판사 간)에서 발췌한 내용이다.

전국의 하수·폐수처리장에서 처리한 물의 오염도가 심각하다. 일부 항생제 성분이 물고기를 비롯한 수중 생태계에 위해(危害)가 되는 수준에 이르는 것으로 나타났다.

전문가들은 전국 하천에 수퍼박테리아(항생제 다제내성균)가 생기고 물고기의 중성화(中性化)현상은 하·폐수처리장에서 오염된 물이 제대로 정화되지 않고 하천으로 흘러든 게 주원인이라고 분석하고 있다.

여기에 또 하나 심각한 오염원은 제대로 처리되지 않은 수많은 항생물질이 그대로 강으로 유입되어 식수로 사용하고 있는 댐으로 흘러들고 있는 것이다. 유효기간을 넘긴 수많은 의약품들은 지금 아무런 규제 없이 강으로 버려져 식수원을 오염시키고 있다.

국내 하천에 들어 있는 의약 물질의 종류가 100종이 넘는 것으로 추정된다. 대부분 미량으로 녹아 있어 개별 물질 자체로는 큰 문제가 없을 수 있지만 물속에 뒤섞여 있는 이 물질들이 혼합 독성을 일으킬 가능성이 있다.

서울대 보건대학원 최경호 교수는 의약물질은 혼합 독성이 다른 물질들보다 상대적으로 더 클 수 있다면서 물속에 미량 녹아 있는 의약물질이 수중 생태계에 미치는 '만성 독성에 대한 체계적인 연구'가 시급하다고 지적하고 있다.

최경호 교수는 2014년 과학전문지 사이언스에 '옥사제팜'이라는 불안장애 처방약을 미량으로 물에 풀자 물고기들이 공격적으로 변하는 등 행동상의 장애를 유발했다는 연구 결과를 실었다. 미량의 항생물질이라도 강에 유입되면 어류 생태계에 악영향을 줄 수 있다는 대표적인 사례이다.

우리나라 상수원 보호구역에서 10여 종의 항생물질이 검출되고 있다. 이들 항생물질은 하천을 따라 식수댐으로 흘러들고 있다. 상수원이 항생물질로부터 안전할 수 없다. 그러나 정부가 우리의 식수댐에 항생물질이 들어있는지 정밀조사를 했다는 이야기를 들어본 적이 없다.

특히 먹는 수질기준 평가 항목에는 항생물질이 빠져 있다. 만약 식수 원수에 항생물질이 들어있다면 정수처리과정을 거치면서 항생물질이 없어지는지에 대한 정밀분석도 실시한 적이 없다. 우리나라 정수장 중에 항생물질의 정밀분석 기술이나 분석 장비를 갖추고 있는 곳은 없기 때문이다. 미량의 항생물질이라도 강에 유입되면 어류 생태계에 악영향을 줄 수 있다는 사실에서 보듯이 항생물질의 상수원 유입을 차단할 특단의 대책이 시급하다.

하천의 수퍼박테리아 검출, 수돗물은 안전한가?

전국 하천에서 항생제를 써도 듣지 않는 초(超)강력 수퍼박테리아가 검출되고 있다.

전북대 조사팀이 환경부로부터 의뢰를 받아 금호강과 원주천, 익산천 등의 물을 떠서 분석한 결과이다. 광주광역시 보건환경연구원은 9개 어린이 물놀이 시설에서 시료를 채취했다. 금오공대 연구팀은 낙동강 본류 6곳의 물을 조사했다.

수퍼박테리아 균이 몸속에 침투하면 치명적인 피해를 준다. 2012년 미국 조지아주(州)에서 20대 여성이 수퍼박테리아에 감염돼 팔·다리를 잘라내야 했다. 2011년 1월부터 19개월 동안 국내 100여개 병원에서 확인된 수퍼박테리아 감염 건수가 4만4000건이나 됐다.

하천 서식 균(菌)이 항생제 내성을 획득했다는 것은 하천으로 많은 항생물질들이 오랫동안 유입됐다는 뜻이다. 동물용 항생제가 가축 분뇨에 섞여 강물로 유입되거나 가정에서 쓰고 남은 의약품을 하수구에 버려지는 경우가 허다하다. 그렇다면 하수처리장에서 이 같은 항생물질이 걸러질 수 있을까?

현재 우리나라 하수처리시설은 BOD와 COD, 총인, 질소, 대장균, 부유물질 등 여섯 가지 유해(有害) 요소만 관리하고 있다. 항생제는 거의 제거되지 않고 평소 농도를 측정하지도 않는다. 항생제 내성균이 몸속에 들어가도 정상 면역력을 가진 사람은 충분히 이겨낸다. 그러나 질환자와 어린이, 노인에게는 심각한 위해(危害)가 될 수 있다.

그렇다면 수돗물은 괜찮은 것일까? 활성탄과 오존 처리 같은 고도(高度) 정수 처리를 해도 의약물질은 잘 걸러지지 않는다. 따라서 하천 원수(原水)에 항생제가 들어 있다면 수돗물 역시 안전할 수 없다. 정부가 그 실태를 조사해 국민에게 알리고 근본적인 대책을 하루 빨리 세워야 한다.

고광백 연세대 토목환경공학과 교수는 "싱가포르나 미국의 오렌지카운티 지역 하수처리장에선 초고도 처리를 통해 안전한 물을 만든다."며 "우리도 대규모 투자를 통해 '믿고 마실 수 있을 정도'의 안전한 물을 만들어내는 것이 시급하다."고 했다.

미국에서도 지난 2008년 AP통신이 미국의 먹는 물에서 항생제 등이 대거 검출됐다고 보도한 이후 먹는 물 안전성에 대한 대중의 우려가 확산되었다. 이에 따라 미국 국가위생재단(NSF)은 항생제 등을 걸러낼 수 있는 정수기에 대해 기술 인증을 부여한 뒤 NSF 마크를 달고 시판할 수 있도록 했다.

NSF 홈페이지에 따르면 2015년 현재 GE를 비롯한 총 12개 제조사가 만든 90개 제품이 NSF 인증을 획득한 상태이다. 여기에는 우리나라 제조사가 만든 정수기는 아직 포함돼 있지 않다. 하지만 국내에서 시판 중인 제품 가운데 암웨이사에서 만든 정수기가 이 NSF 인증을 받았다고 알려져 있다. 암웨이의 홈페이지에는 이 정수기의 인증과 관련하여 다음과 같이 밝히고 있다.

NSF 인터내셔널

NSF 인터내셔널은 음식, 물 및 소비재에 대한 표준을 유지관리하고 해당 표준에 따라 제품을 인증하여 소비자에게 도움을 주는 독립적인 비영리 공공 보건 기구입니다.

암웨이는 처음으로 NSF 인터내셔널 표준 42, 53 및 55를 충족시키는 카본/자외선 기술이 도입된 가정용 정수기를 개발하였습니다. 수질에 대해서는 NSF 인터내셔널의 이러한 세 가지 표준이 전 세계에서 인정받습니다. 이스프링(eSpringTM) 정수기는 이러한 3개 표준에서 인증을 획득하였습니다. 이스프링 정수기는 다른 어떤 카본 기반 자외선 여과 시스템보다 더 많은 오염 물질을 줄이는 것으로 NFS의 인증을 받았습니다. 자체적 테스트에 의하면 이스프링 정수기는 140개 이상의 유해 오염 물질을 효과적으로 줄이고 40mJ/cm2의 자외선 선량을 발생시켜 유해 미생물의 99.9%를 살균할 수 있습니다.

- http://www.amway.co.kr/at-home에서 발췌

암웨이의 이스프링 정수기는 '역삼투압' 방식이 아닌 '압축 활성탄' 방식의 정수기이다.

NSF가 인정한 이 정수기들은 트리메소프림(인체·동물용 항생제)과 카바마제핀(항간질제), 이부프로펜(소염진통제) 등 의약 물질과 여성 천연 호르몬인 에스트론, 플라스틱 코팅제 등으로 쓰이는 독성 물질인 비스페놀A 등 15종의 신종 유해물

질을 최대 85%까지 걸러내는 성능이 인정됐다. 미국 내에서 이 90개 제품은 NSF 인증 마크(NSF/ANSI 401)가 부착돼 판매되고 있다고 NSF는 밝혔다.

최근 미국 소비자 단체들이 발간하는 각종 보고서의 82%는 항생제 등 의약 물질이 든 먹는 물의 부작용을 지적하고 있고 미국 대중의 62%가 의약 물질 등으로 오염된 먹는 물 안전성을 염려하고 있다.

환경호르몬, 통합 예방 관리 시급하다

우리는 화학물질에 노출되어 살고 있다. 휴대폰에서 아기 젖병까지 우리 일상생활은 화학제품으로 포위되어 있는 셈이다. 이런 화학성분 중 인체 내분비 기능을 교란시키고 유전변이마저 일으키는 내분비 교란물질을 '환경호르몬'이라 부른다. 유엔환경계획(UNEP) · 국제보건기구(WHO) 보고서 등에 따르면 약 800여종의 화학물질이 내분비교란을 일으킬 가능성이 있는 것으로 예상되고 있다.

최근 우리나라에서 사회적 이슈가 되고 있는 '비스페놀A'도 내분비 교란 물질 중 하나이다.

안철우 강남세브란스 병원 내분비 · 당뇨병센터소장은 내분비 교란물질에 의해 유발되는 대표적인 질병은 갑상선호르몬 질환이라고 말한다. 임신 중 갑상선호르몬 부족은 태아의 두뇌 발달을 저하시키고 아이들의 주의력 결핍이나 과잉행동장애를 일으켜 사회 혼란의 원인이 될 수도 있다는 것이다.

TBT · BPA · 납 · 프탈레이트 같은 물질은 내분비계 관련 질환 중 가장 흔한 당뇨병의 원인이 되는 비만 · 이상지혈증 · 인슐린 저항성 등을 유발할 뿐만 아니라 인슐린을 분비하는 췌장 기능에도 악영향을 준다.

안철우 소장은 당뇨병, 갑상선 기능이상, 성조숙증, 남성불임, 조기폐경 등 내분비질환의 원인은 주로 유전, 생활습관에서 찾아 왔지만 이제는 환경호르몬 같은 외적 원인 규명에도 노력을 기울일 시기가 찾아왔다고 지적하고 있다.

안철우 소장은 환경호르몬이 여성의 경우 유방 및 자궁의 정상적인 발달을 방해해 성조숙증, 조산아 출산, 불임, 조기폐경을 일으키고, 남성의 경우 잠복고환증, 남성불임, 고환암, 후세대에 남성 생식기관의 선천적 기형인 요도하열을 발생시킬 수 있다고 경고했다.

국민들이 환경호르몬에 노출되는 정도를 줄이기 위해서는 노출원을 정확히 파악 · 관리하는 정부의 통합 관리가 필요한 시점이다.

특히 우리나라는 비스페놀A의 유출 가능성이 높은 에폭시 배관을 상수도관으로 쓰고 있지 않은가? 전문가들이 상수도 배관의 비스페놀A 위험성을 끊임없이 지적하고 감사원의 감사 등에서도 심각한 문제점이 드러나고 있지만 에폭시 배관은 여전히 상수도 배관으로 사용되고 있다.

원수 오염으로 천대받는 수돗물

낙동강 물은 영남지역 주민들의 식수 원수로 사용되고 있다. 오염된 낙동강 물을 식수로 사용하기 위해서는 필연적으로 정수처리 과정을 거쳐야 한다.

정수장으로 들어 온 낙동강 물의 첫 단계는 불순물을 가라앉히는 침전과정이다. 다음으로는 불순물을 걸러내는 여과과정을 거쳐야 한다. 이렇게 침전과 여과과정을 거친 물은 다시 활성탄을 통과하는 흡착과정을 거친다. 이것으로 끝이 아니다. 오염물질을 완벽하게 걸러내기 위해 오존처리 등 고도정수장치를 거친다. 이런 과정에서 엄청난 정수 비용이 발생한다. 우리의 수돗물은 이렇게 비싼 대가를 지불한 후 만들어진다. 고도정수처리를 한 수돗물은 미네랄이 살아 있는 좋은 물로 재탄생한다.

한 해 우리나라 수돗물 생산과 정수에 드는 비용은 2조원이 넘는다.

그렇다면 가정에서는 수돗물을 어떻게 사용하고 있을까?

30대 전업주부인 김은숙씨는 여느 가정과 마찬가지로 수돗물로 설거지를 하고 있다. 수돗물은 허드렛물인 것이다. 또한 과일을 씻거나 쌀을 씻는 용도로만 사용한 후 그대로 버려진다. 그리고 실제 밥을 지을 때는 정수기 물을 이용하고 있다. 물을 이중으로 사용하고 있다. 수돗물에 대한 불신이 이런 현상을 초래한 것이다.

수돗물에 대한 대안으로 떠오른 것이 정수기다. 우리나라에서는 남녀노소 없이 누구나 정수기 물을 깊이 신뢰하고 있다. 정수기 물은 과연 믿고 마셔도 괜찮은 것일까?

우리나라 대부분의 정수기는 이른바 역삼투압 방식으로 물을 걸러내고 있다. 이 때문에 미네랄이 전혀 없는 물이 되어 장기간 마실 경우 건강에 악영향을 끼치는 것으로 조사됐다.

최근 생수 시장도 폭발적으로 확대되고 있다. 국내 생수뿐만 아니라 외국의 유명 생수까지 수입돼 우리나라 물 시장을 장악해 나가고 있다.

수돗물에 대한 불신이 이처럼 새로운 시장까지 창출하면서 서민의 부담은 가중되고 있는 것이다.

원수의 오염과 녹슨 상수도 배관 때문에 천문학적 예산이 들어가 생산된 수돗물이 제 역할을 못하고 있다. 역시 엄청난 예산이 투입되는 상수도 배관 교체도 환경 호르몬 등에 대한 검증 없이 이뤄지고 있다.

현대 문명의 또 하나의 상징인 수돗물이 지금 우리에게 엄청난 대가를 요구하며 역습을 가하고 있다.

수돗물 불신이 정수기와 생수 시장 키운다

정수기와 먹는 샘물 시장이 급팽창해 현재 각각 1조원, 3,500억의 시장규모를 갖고 있는 것은 수도정책의 실패와 불신의 결과에서 비롯된 것이라고 할 수 있다.

많은 물 전문가들은 현재 정부가 추진해야 할 가장 시급한 문제는 '안전한 수돗물과 신뢰를 주는 수돗물'이라고 지적하고 있다.

수돗물을 직접 마시는 국민은 일부에 불과해 그 수치를 발표하기가 민망스러울 정도로 큰 불신을 받고 있다. 정부의 수돗물 관리에 대한 무책임과 비효율, 불신의 틈바구니에서 생수와 정수기 시장만 비대해지고 있다.

서울시 상수도사업본부는 서울의 수돗물은 사실상 세계 정상급이라고 말한다. 세계보건기구(WHO)가 권장하는 145개 항목의 수질 검사기준을 충족하고 있으며 미육해공군 분석기관(STL)에서도 안전성을 인정받았다고 밝혔다.

이러한 홍보에도 불구하고 애석하게도 서울시민 10명중 6명은 여전히 '수돗물은 식수로 부적합하다'고 생각하고 있는 것으로 나타나고 있다.

한 조사결과에 따르면 수돗물이 식수로 부적합 이유는 '상수원이 깨끗하지 않을 것 같아서(32.3%)', '수도관·물탱크에 문제가 있을 것 같아서(23.8%)', '막연히 불안해서(12.6%)' 등의 순으로 조사됐다.

이런 결과는 시민들의 주된 식수가 정수기물 45.4%, 수돗물 39.2%, 생수 10.1%, 약수·지하수가 5.1%로 나타나고 있는 것에서 잘 증명하고 있다.

불신의 벽만 높은 것이 아니다. 시간이 흐르면서 정수기 이용이 자신들도 모르게 중독처럼 체질화 되어가고 있다.

이런 문제로 인해 파생되는 또 다른 폐해는 수돗물 불신으로 인해 사람들이 생수를 먹기 시작하면서 지하수 고갈을 부채질해 또 다른 재앙을 서서히 몰아오고 있다는 사실이다.

박치현 저 '역삼투압 정수기를 고발합니다'

(2015, 서영출판사 간)에서 발췌

우리 몸에
좋은 물과 나쁜 물

웰빙을 찾는 소비패턴이 확산되면서 건강한 물에 대한 관심은 급격히 높아지고 있지만 이에 반비례해 정수기에 대한 지식은 답보 상태에 머물고 있다.

정수기 판매회사들은 '정직한 물', '건강한 물', '깐깐한 물', '참 좋은 물', '웰빙수' 등 그럴듯한 문구를 앞세워 자사의 물이 최고인 양 홍보하고 있다. 그러나 이러한 용어들은 물의 질과는 큰 관계는 없다. 그것은 이 세상에 완벽한 물은 없기 때문이다.

그렇다면 어떤 물이 몸에 좋은가. 물은 보통 pH에 따라 약산성수(pH5~6), 약칼리수(pH7.0~8.5), 강알칼리수(pH9~10) 등으로 분류한다. 이 중 약알칼리수가 인체의 pH농도(7.4)와 비슷하다는 점에서 가장 좋은 물로 인정하고 있다.

좋은 물의 필수 조건이라면 유해 성분이 포함되어 있지 않고 칼슘과 마그네슘, 나트륨 등 미네랄이 풍부하게 함유된 물을 가리킨다.

물은 입, 위, 장을 거쳐 심장, 혈액, 신장 등의 순서로 순환하면서 혈액과 조직액의 순환을 원활하게 하여 혈액을 중성 또는 약알칼리성으로 유지시켜 준다. 또한, 영양소를 용해, 흡수, 운반해 신진 대사를 활발하게 해주고 체내에 불필요한 노폐물을 배설시켜 주는 역할을 한다. 물은 열에너지의 함유성이 매우 좋아서 체온 조절에 가장 적합한 매체이기도 하다.

물은 체온을 조절할 뿐만 아니라 생체 에너지를 만드는 데도 중요하다. 우리 몸은 수백~수천 개의 효소들을 포함하고 있어 가히 생화학공장이라 할 만하다. 이들 효소들이 생화학반응을 통해 음식물로부터 생체 구성성분과 생체 에너지를 끊임없이 만들어낸다. 이때 물은 세포공장의 용매이자 원료로 이용된다. 물이 없으면 생화학공장의 대사과정이 멈추고 생명은 끝나게 되는 것이다.

또 물은 생명의 전깃줄로도 불린다. 생명현상을 유지하기 위해서 사람의 뇌는 약 100조 개의 세포에 끊임없이 생체기능 조절신호를 보내고 있다. 이 전기적 신호는 소금과 미네랄성분이 녹아 있는 물(혈액)을 통해 전달된다. 이 신호가 끊어지면 생체기능이 바로 정지된다.

전기적 신호를 일정하게 전달하기 위해서는 수소이온농도가 7.4로 일정해야 한다. 물이 주성분인 혈액은 산소와 영양을 공급하며 대사과정 중에서 에너지를 만들고 남은 찌꺼기를 흘려보낸다.

한국생명공학연구원 이대실 책임연구원은 좋은 물은 중금속, 오염 물질 등의 유해 성분이 없고 미네랄(칼슘, 칼륨, 마그네슘, 나트륨)이 적당량 함유되어 있으며, 8~14℃일 때 청량감을 주는 물이 맛있는 물의 조건이라고 말한다.

그러나, 콜라 같은 약산성(pH5.8 이하)의 물은 맛은 다소 좋을 수 있으나, 계속하여 음용 시 뇌졸중 발병률이 높아지므로 건강에 해롭다고 지적한다. 최근 미국에서는 학교에 설치된 콜라 자판기를 철수하고 있다고 한다. 산성이 건강에 악영향을 준다는 것을 알게 되면서이다.

물은 특히 자라나는 아이들에게는 혈액 순환이나 신진 대사를 촉진시키므로 아이가 잘 성장하고 발달해 가는데 좋은 물을 마시게 하는 것은 필수 조건이라고 할 수 있다.

아이들이 하루에 섭취해야 하는 수분의 양은 성인보다 3배나 많은 150ml(체중 1kg당)에 이르므로 이런 점을 감안해 정수기를 구입하면 건강에도 도움을 줄 수 있다.

연세대 원주의대 생화학교실 김현원 교수도 국내외 연구는 물론, 자신이 직접 실험한 결과를 제시하며 매우 과학적인 방식으로 물의 실체를 해부한 그의 저서 〈내 몸에 가장 좋은 물〉에서 좋은 물의 조건을 이렇게 말하고 있다.

① 중금속이나 유기물질 같은 인체유해물질이 없을 것.
② 인체에 필요한 미네랄이 적절한 양으로 녹아 있을 것.
③ 우리 인체와 같이 약알칼리성을 띠고 있을 것.
④ 물의 구조를 치밀하게 해주는 6각수가 풍부할 것.
⑤ 활성산소를 없애는 능력을 가지고 있을 것.
⑥ 좋은 기운을 담고 있을 것.

김 교수가 주축이 돼 미네랄 약알칼리수의 다양한 효과를 동물 실험을 통해 살펴본 결과, 항암효과 및 암전이 억제를 보였고, 세포성면역과 체액성 면역을 나타내는 사이토카인들이 모두 증가하였다는 결과를 나타냈다고 한다.

이것은 면역기능 상승이 항암효과 및 암전이 억제효과의 기전일 수 있다는 것을 시사해 주는 것이다.

또한 약알칼리수는 당뇨비만 쥐에서 혈당치와 중성지방, 콜레스테롤 수치를 낮추어 주었으며, 특히 콜레스테롤 중에서 혈관에 지방을 쌓이게 하는 저밀도단백질(LDL)은 억제되는 반면에 좋은 콜레스테롤로 알려진 고밀도단백질(HDL)은 증가시키는 것으로 밝혀졌다.

김 교수는 "마시는 물은 약이 아니기 때문에 치료제인 양 광고를 하는 것은 엄연한 과대광고일 수 있지만, 임상 실험을 통해 만성 질환을 앓고 있는 사람들에게 치료 효과를 나타냈다는 것은 입증된 것"이라고 말했다.

많은 학자들은 물 분자 집단이 미세한 물(육각수)은 세포 내 흡수가 빠르기 때문에 신진대사를 촉진시켜 체내의 노폐물이나 유해물질 등을 몸 밖으로 신속히 방출하도록 돕고, 혈액순환이 왕성하게 하며, 노화의 주범인 유해 활성산소를 몸 밖으로 배출하도록 돕는다고 말하고 있다.

물이 30초 만에 혈관에 도착한다는 사실에 비춰볼 때 더러워진 혈액을 깨끗이 하고, 만병의 근원이라는 활성산소를 없애려면 반드시 약알칼리수여야 하며, 미네랄을 갖고 있어야 한다는 것 또한 학자들의 연구결과다.

물은 우수한 용매로 각종 미네랄과 몸속에 녹아있는 산소 등 여러 가지 성분이 포함되어 있는데 어느 물에나 똑같은 성분이 있지는 않다. 따라서 이들 성분이 인체에 어떤 영향을 미치는지 정확하게 밝혀지지는 않았지만, 지금까지의 수많은 연구 성과를 종합해 볼 때 좋은 물 건강한 물의 기본 요건을 정의하면 다음과 같다.

- 오염되지 않은 순수하고 깨끗한 물(해로운 성분이 함유되어 있지 않아야 한다)
- 끓이지 않은 생수(끓이면 생수 속에 있는 용존산소와 미네랄이 파괴돼 물 고유의 생명력도 함께 파괴되어 버린다)
- 칼슘-나트륨-칼륨-마그네슘 등 미네랄이 적당히 함유된 물(인체 내의 신진대사를 원활하게 하는 역할)
- 맛이 좋은 물(맛이 좋은 물은 산소가 충분히 녹아 있다)이어야 한다는 것이다.
- 수소이온 농도는 약알칼리성 물이 좋고(약알칼리성 물이 인체에 흡수가 빠른데다 산성화를 방지하기 때문)
- 무색 무취여야 한다.

한편, 한국수자원공사는 더 정밀하게 좋은 물을 규정하고 있다.

- 무색무취
- 온도 8~14도
- pH중성 또는 6~7의 약알칼리성
- 과망간산칼륨 함유량 2mg/L이하
- 염소이온 12mg/L이하
- 증발 잔류물 40~100mg/L 이하

- 유해성분(중금속, 농약)이 없을 것
- 미네랄 성분이 100㎎/L 정도 함유된 것
- 경도(물에 칼슘과 마그네슘이 함유돼 있는 정도: 물의 세기) 100㎎/L이하

그렇다면 어떤 물이 몸에 나쁜 물인가?

좋은 물도 있지만 음용해서는 안 되는 물도 있다. 세계 각국의 보건기구에서는 현재까지 알려진 오염물과 그 위험성을 기초삼아 음료 수질 기준을 정해 발표하고 있도록 권고하고 있다.

우리나라도 음용수 수질기준 등에 관한 규칙을 정하고 있다. 우리나라 음용수 수질기준 등에 관한 규칙에 따르면 마셔서는 안 되는 물은 다음과 같이 규정하고 있다.

- 병원생물에 오염되었거나 오염된 생물 또는 물질을 함유하는 것
- 시안, 수은 기타 유해물질을 함유하는 것
- 동, 철. 비소. 페놀 기타 물질을 허용량 이상 함유하는 것
- 과도한 산성이나 강알카리성을 갖는 것
- 소독으로 인한 냄새 이외의 무취를 갖는 것
- 무색투명하지 않는 것

이 규칙에 따른 기준에 적합하지 않는 물은 위생상 부적합하다고 할 수 있으며 이 기준은 적어도 좋은 물이 되기 위한 최소한의 조건이다.

세계보건기구(WHO)는 '현재 인간에게 발생하는 질병의 80%는

물과 관련돼 있다'고 말한다.

그만큼 물이 인체에서 매우 중요한 존재라는 것을 반증하는 것이다. 따라서 건강한 물, 몸에 좋은 물을 음용하는 것은 질병의 예방과도 밀접한 관계가 있을 수 있다.

현재 미국에서는 WQA 인증과 NSF 인증을 동시에 사용하고 있다.

WQA(The Water Quality Association)는 정수기를 관리하는 '미국수질협회'를 말한다.

WQA 역시 우리나라의 '물마크'처럼 '골드씰(Gold Seal)마크'를 통해 정수기를 비롯하여 수질 향상 관련 제품에 대해 품질을 인증하고 있다.

Gold Seal 마크

시험과정은 제품 성능 및 기능시험, 제품 용량분석시험, 부품의 내구성 및 내압력성 시험, 기타 각종 제품 사양과 소비자 안내 인쇄물 서류 심사 등으로 우리나라와 비슷하게 이루어져 있다. 우리나라와 다른 점은 WQA는 3개월간 정수기의 재질, 위해성, 위험요소, 시스템 적용성, 구비상황 등 품질에 관한 전 항목을 세밀하게 점검하여 인증하고 있다는 점이다.

하지만 미국은 이런 검증 기관이 있음에도 또 하나의 검증 기관이 있다. 바로 NSF 인터내셔널(www.nsf.org)이다.

NSF인터내셔널의 마크

NSF 인터내셔널은 1944년 미국에서 설립된 비영리 단체로서 과학자, 기술자, 학자 및 분석 전문가들에 의해 설립된 국제적인 단체이다. 1990년부터 ANS(미국규격협회)의 기준으로서, 1998년부터는 WHO(세계보건기구)의 '음료수의 안전과 처리를 위한 협력 연구기관'으로 지정되어 있다. 본부는 미국 미시건 주에 있고, 공중위생과 환경에 관여한 제품과 시스템 규격을 정하는 시험을 실시, 적합한 제품의 리스트를 정기적으로 공개하고 있다. 또한, 그 기준에 적합한 제품에는 NSF인터내셔널의 마크를 부착하는 것이 의무화되어 있다.

NSF 인증을 받기 위해서는 오염물질을 기준 이상 제거한다는 능력을 실험으로 검증 받아야 한다. 또한 아래 5가지 조건을 만족시켜야 한다.

1. 오염물질 제거능력을 NSF 인터내셔널 실험을 통해 입증해야 한다.

2. 물에 해로운 물질을 배출시키지 않아야 하며 물과 접촉하는 물질에 대해 철저한 용출실험을 통과해야 한다.

3. 구조가 견고해야 하며 수압변동 같은 측정 요구치를 만족하도록 디자인되어야 한니다.

4. 광고, 카탈로그, 라벨이 잘못된 정보를 포함하지 않아야 한다.

5. 원자재와 제조과정은 일정해야 하며 매년 검증을 받아야 한다.

국내 정수기들도 이 인증을 받기 위해서 많은 노력을 하고 있다.

이미 우리는 많은 먹거리나 물 등에서 치명적 위험에 노출되어 있는 시대에 살고 있다. 스스로 연구, 조사하지 않으면 그 누구도 도와주지 않는다. 현명한 판단을 바라마지 않는다.

기적의 물, 약이 되는 물,
맛있는 물은 있는가?

물의 평가는 천차만별이다. 프랑스의 '루르드 샘물'과 독일 노르데나우 지방의 물이 질병을 치유하는 신비한 기적의 물로 알려져 있는가 하면, 우리나라 유명약수의 대부분은 약이 되는 물로 널리 알려져 있다. 또한 심산계속서 흐르는 물은 신선도가 높아 일반 물과 맛이 다르다는 것 때문에 맛있는 물로 많이 불려지고 있다. 이런 물들은 자연수라는 것 때문에 오염만 되어 있지 않다면 누구도 이의를 달지 않는다.

그런데 정수기가 보급되면서 부터 '건강한 물' '몸에 좋은 물'이라는 경쟁이 시작됐는데 아직까지 어떤 것이 '건강한 물'인지. 어떤 것이 '몸에 좋은 물'인지 소비자들도 헷갈리고 있다.

따지고 본다면 모든 물은 오염만 되지 않고 인체에 해악만 끼치지 않는다면 '몸에 좋은 물'로 보는 것이 옳다. 모든 것은 그냥 업자들이 사용하는 수식어일 뿐이다. 그러나 기적의 물, 약이 되는 물, 건강한 물은 여전히 많은 논란이 되고 있다, 사람에 따라서는 다양한 결과로 나타나고 있기 때문이다.

우리는 기적의 물, 약이 되는 물 등은 모두 누군가가 만들어낸 전설을 갖고 있다는 사실이다.

그렇다면 여전히 기적의 물로 알려지고 있는 프랑스의 '루르드 샘물'에 대한 전설을 더듬어 보자. 남쪽 프랑스와 스페인의 국경에 걸친 피레네 산맥부근에 '루르드'라는 작은 마을이 있다.

연간 600만 명이 찾아오는 이 마을의 물은 병과 상저가 낫는 기적이 일어나 1862년 정식으로 공인됐고, 140여년이 지난 지금도 가톨릭 최대의 성지가 돼 있다.

지금으로부터 110년 전 쯤 이 마을에 베르나데타(Bernadette Soubirous, 1933년 12월 8일 성녀 베르나데타로 시성)라는 소녀가 살고 있었다. 그녀는 마리아의 경건한 신자였다.

어느 날 밤 베르나데타가 잠을 자고 있을 때 그녀가 믿고 있던 마리아가 나타나서는 "병을 고치고 싶으면 냇가의 바위에서 솟아나고 있는 샘물을 마시는 것이 좋다. 또 그것을 온 몸에 적시면 어떤 난치병이라도 즉시 낫는다"고 말했다고 한다.

잠에서 깨어난 베르나데타는 그 말을 믿고 곧바로 마리아가 가르쳐준 바위로 올라가 솟아오르는 샘물을 퍼 동네 환자들에게 마시도록 했다. 그랬더니 신기하게도 환자들은 즉시 건강해졌다고 한다. 이후 이 물은 신기한 샘물로 알려지기 시작했고, 일부에서는 기적의 물로 부르기 시작했다. 많은 사람들이 찾기 시작했고 나날이 이 물은 유명세를 높여갔다. 세월이 흘러 성수의 알림을 받은 베르나데타도 결국 죽음에 이르렀고, 동네 사람들은 그의 시신을 샘 근처에 정성스럽게 매장했다.

그로부터 50년이 흐른 어느 날 그를 성녀로 모시기 위해 유체를 파냈을 때 그녀의 유체는 전혀 부패한 흔적이 없이 생전의 모습 그대로 보존된 상태에 있었다고 한다. 이에 1933년 로마 법왕청은 이 유체를 '성유체'로 산지루다루 수도원에 안치해 성인의 대열에 포함시켰다. 이후에도 수많은 종교인들이 이곳을 찾고 있으며 여전히 난치병이 낫는다는 소문은 꺼지지 않는다. 특히 현대 의학으로는 어쩔 수 없다는 난치의 진단을 받은 환자들에게 루르드 샘물은 육신의 고통에서 벗어나기 위한 마지막 희망을 걸고 찾아오는 사람들로 북새통을 이룬다.

현재 이곳에는 병원을 설치해 기적적인 치유의 진정성(眞正性)을 조사하고 있으며, 많은 전문가들이 그 효능을 조사하고 있다.

루르드 의료국이 밝힌 자료에 따르면 2003년 4월 현재까지 루르드 의료국에서 완치 증명서를 받은 환자는 총 66명으로, 반신 및 전신마비 7명, 암 4명, 시각 장애 3명, 신경 장애 5명, 결핵환자 19명, 심각한 염증 11명, 심장 질환 3명, 기타 14명이라고 한다.

또 증명을 받기가 어려워 공식적 기록에 올라 있지는 않지만 그곳에 보관된 치료기록은 7000건이 넘는다고 한다. 이렇게 백년이 훨씬 넘은 오랜 세월동안 병을 고치기 위해 루르드를 향한 환자들의 행렬은 끊이지 않고 있지만 그 신비의 효능은 여전히 베일 속에 가려져 있다.

다만 루르드 샘의 분석에 관해서는 1992년 프랑스 포르드 브레스트 화학 분석 연구소에서 실시한 연구 결과에서 '무색무취 하다', '세균에 오염되지 않은 약알칼리성(pH7.9)'으로 확인 되었다고 한다.

이런 점에 미뤄 볼 때 질병 치유의 효과는 '세균에 오염되지 않은 약알칼리성이 가장 큰 몫을 하고 있는 것으로 보인다.

약알칼리성 물은
어떻게 구해야 하는가?

오염되지 않은 자연 그대로의 약알칼리수가 있다면 그보다 더 좋은 물은 없을 것이다. 그러나 산업사회의 발달로 인해, 도시 주변의 자연의 물들은 다양한 오염원의 불안으로 식수 음용에는 망설이게 된다. 그렇다고 깊은 산속의 물을 매일 찾아가 마신다는 것은 경제적으로나 시간적으로 현실과 맞지 않는다. 그렇다면 현대 사회를 사는 사람들은 어떻게 하면 약알칼리수를 음용할 수 있는가.

잘 관리된 믿을 수 있는 생수를 사먹거나, 아니면 과학의 발달에 의해 제대로 만든 정수기를 통한 방법이 있다.

이와 같은 두 가지 방법 중 생수를 먹는 것은 경제적인 부담과 시간적인 노력이 만만치 않게 든다. 때문에 손쉬운 것은 아무래도 약알칼리수를 생성하는 정수기를 구입하여 그 물을 먹는 것이 될 것이다.

현재 국내에서는 다양한 방식의 약알칼리수를 생성하는 정수기들이 있다. 중공사막 방식이나 압축활성탄 방식 등 여러 방식들이 '미네랄을 함유한 약알칼리성' 물을 생성해 낸다.

여기에 더해 필터를 다양하게 배치하여 오염 물질을 제거하거나, 저수조를 아예 없애 저장된 물의 오염 부분을 원천적으로 차단한 제품들도 속속 시장에 진출하고 있다.

일반적으로 가장 대표적인 방식 두 가지에 대하여 간략하게 설명해 본다.

중공사막 방식의 필터는 폴리에틸렌으로 된 다공성 섬유(10-7~10-8m)를 말하는데, 이러한 중공사막 필터를 다발형으로 집속하여 물을 정수한다. 중공사막 필터는 물속의 미네랄 성분은 그대로 유지하면서 분산성 입자, 녹 찌꺼기, 곰팡이, 미생물 및 바이러스까지 완벽하게 제거하며, 수돗물의 자연압에서도 충분한 양의 약알칼리 정수를 얻어낼 수 있다. 대부분의 중공사막 방식의 정수기는 부직포, 활성탄, 중공사막 필터를 함께 사용하기 때문에 필터를 제때에 갈아주기만 하면 물속의 오염물질을 제거하는데 부족함이 없다.

압축활성탄 방식은 미세하게 분쇄한 활성탄에 특수 바인더(결합제)를 첨가해 약 1,300도에서 가열하면서 압축시켜 단단하게 만든 것으로 흡착기능이 높고 아주 미세한 물질까지 제거 할 수 있다. 활성탄은 숯과 같은 미네랄 성분의 덩어리로 물에서 약알칼리성을 띤다. 활성탄은 다공성 물질로 그 안에 작은 구멍이 무수히 많이 있어서 물에 녹아 있는 염소 및 유기물질을 흡착하는 효과가 있다. 특히 물의 오염을 방지하기 위해 살균기능인 UV램프가 장착되어 있는 것이 특징이다.

뿐만 아니라 이러한 정수방식들은 역삼투압 정수방식에 비해서 물의 낭비가 심하지 않아 비교할 수 없을 정도로 경비가 저렴하다는 장점도 있다.

우리 모두는 현명하게 판단하여 우리 건강은 우리 스스로 지켜야 한다. 다시 강조하지만 역삼투압 방식의 정수기는 절대 안 된다. 제발 광고에 현혹되지 말고 제대로 된 정수기를 사용하여 건강한 삶을 살기 바란다.

약알칼리수의
효용

우리의 혈액은 동물성 단백질이나 지방 등을 과잉섭취하거나 스트레스가 오래 지속될 경우 산성화되기 시작해 인체의 항상성을 깨 버린다. 이때 약알칼리수를 음용하면 지방과 노폐물로 인해 산성화되고 탁해져 잘 흐르지 않는 혈액을 중화시켜 혈액순환을 원활하게 해준다고 밝혀져 있다.

또 다른 연구에서는, 우리 몸의 혈액이 산성화되면 약알칼리성의 pH를 유지하기 위해 뼈나 치아의 칼슘이 빠져 나와 칼슘이온이 되는데, 그렇게 되면 뼈와 치아를 약하게 할 뿐만 아니라, 산성 대사물들이 미네랄들과 결합하여 뭉쳐서 관절을 비롯한 많은 기관에 염증을 일으키기도 하며, 신장이나 요관에 결석 등을 일으킬 수도 있다고 말한다.

특히 임산부의 경우 태내의 아기가 만드는 산성대사물을 중화하기 위해서 알칼리성 미네랄을 빼앗기기 때문에 알칼리성 미네랄이 부족하게 되어 혈액이 산성화되기 쉽다고 한다. 입덧의 원인이 다 밝혀지지 않았지만 혈액이 산성화됨에 따라 입덧이 생긴다는 견해도 있다. 그렇다면 입덧이 심할 때도 약알칼리수를 마시면 매우 효과적일 수 있다.

실제로 일본에는 임산부들을 위한 전문 병원이 있는데 이 병원에서는 임신 초기부터 모든 임산부들에게 약알칼리수를 마시게 하고 모든 음식물을 가공할 때도 약알칼리수만 사용한다고 한다. 그 결과, 놀랍게도 기형출산이나 선천성장애아가 전혀 없었다고 한다.

이러한 결과는 무엇보다 아기에게 가장 중요한 양수가 깨끗해지기 때문이라고 의사들은 말한다. 엄마의 혈액이나 체액도 약알칼리수를 계속 먹으면서 건강해진 것도 이유 중에 하나일 것이다.

약알칼리수는 물의 구조가 치밀하게 강화되어(6각수), 생체를 외부의 자극이나 교란으로부터 안정되게 유지시키며, 산성화된 체액을 약알칼리성으로 되돌릴 수 있다. 또한 풍부한 활성수소가 들어있어 만병의 근원이며 노화의 주원인인 활성산소를 없애주는 항산화 능력까지 갖고 있다는 것이 전문가들의 연구결과다.

영국의 세계적인 과학잡지 '네이처'에서는 당뇨병으로 인한 혈당 상승으로 활성산소가 과잉 형성돼 수많은 합병증까지 발생시킨다는 논문이 발표된 바 있다. 이를 두고 볼 때 당뇨환자의 경우 알칼리수를 음용할 경우 활성산소가 제거돼 당뇨합병증 예방은 물론 치료의 효과도 기대할 수 있다는 결론이다.

일본 고베시에 있는 교와병원은 지난 18년 동안 알칼리수를 이용해 다양한 질환의 환자를 치료하는 병원으로 유명하다.

이 병원에서는 당뇨, 고혈압, 아토피성 피부염 등 15가지 질환에 알칼리수를 사용하고 있다. 이 병원 환자 중에는 당뇨병으로 인한 괴사증 증세로 발가락을 절단해야할 정도였으나 하루 6리터 이상의 알칼리수를 마시고 완전히 회복된 사례 등을 보유하고 있다.

물론 약알칼리수가 만병통치는 아니다. 사람에 따라 또는 질병의 정도에 따라 좋아지는 속도는 다르게 나타날 수도 있지만 적어도 약알칼리수의 효능만큼은 전 세계 과학자들이 인정하고 있다는 사실이다. 따라서 이런 사례들이 우연의 일치라고 하더라도 이왕에 마시는 물이라면 현대의학으로 별다른 효과를 보지 못한 질병의 경우는 약알칼리수의 음용이 효과적이라는 판단이다. 좋은 물을 많이 마시는 것만으로도 건강해질 수 있다면 말이다.

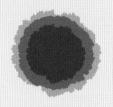

물에 대한 궁금증
10문10답

☞ **물은 우리 몸에서 어떤 역할을 하는가?**

그 역할은 크게 다섯 가지로 분류해 볼 수 있다.

1) 노폐물의 배출을 높인다 - 물은 마시는 만큼 땀이나 소변으로 배출되는데 이때 몸 안의 노폐물이 몸 밖으로 배출된다.

2) 혈액 순환을 돕는다 - 수분이 부족하면 혈액은 농도가 진해져 순환이 어렵게 된다. 그러므로 적절한 수분 섭취는 혈액 순환을 도와 냉증을 예방한다.

3) 소화 흡수를 돕는다 - 모든 음식은 물에 녹은 상태에서 소화되고 흡수된다. 위와 장 등 소화 기관은 적정량의 물이 있어야 정상 상태를 유지해 소화 흡수를 원활하게 할 수 있다.

4) 장운동을 도와 변비를 예방해준다 - 장을 활발하게 움직이게 해줄 뿐만 아니라 대변의 크기나 묽기를 적당하게 조절해준다.

5) 병원균의 침입을 막아준다 - 몸속에서 세포를 감싸면서 외부

의 병균이 침입하는 것을 막아주고 영양분이 잘 흡수되도록 도와
주어 면역력을 높여주는 역할을 한다.

☞ 물에 미네랄 성분이 들어 있으면 무엇이 좋은가?

인체의 대사과정을 자세히 들여다보면 효소들은 물과 함께 금
속성분(미네랄)을 필요로 한다. 마그네슘, 칼슘, 나트륨, 칼륨, 철
분 등이 대표적인 미네랄이라 할 수 있다. 어찌 보면 미네랄이 없
는 깨끗한 증류수는 오히려 우리 몸에 해가 될 수 있다. 즉 생체
는 지구환경에 존재하는 다양한 성분을 골고루 활용하며 살도록
적응된 셈이다.

또 생명현상을 유지하기 위해서 사람의 뇌는 약 100조 개의 세
포에 끊임없이 생체기능 조절신호를 보내고 있다. 이 전기적 신호
는 소금과 미네랄성분이 녹아있는 물(혈액)을 통해 전달된다. 이
신호가 끊어지면 생체기능도 바로 정지된다.

이 신호를 일정하게 전달하기 위해서는 산도(수소이온농도)가
pH7.4로 일정해야 한다. 물과 미네랄이 그 완충역할을 담당하
고 있기 때문이다. 물이 주성분인 혈액은 산소와 영양을 공급하
며 대사과정 중에서 에너지를 만들고 남은 찌꺼기를 흘려보내는
일을 한다.

우리 몸에서 미네랄은 4% 정도 밖에 차지하지 않지만 신체순
환에 작용하는 역할은 매우 크다. 이는 신체순환에서 중요한 구
실을 하는 요소단백질들이 작용하려면 각각 특정 미네랄이 필요
하기 때문이다. 이러한 미네랄 성분은 물에 완전히 이온 상태로
용해돼 있거나 나노단위(1나노미터는 10억분의 1m)의 콜로이드로 녹
아 있어야 세포막을 통과한다. 물에 용해된 미네랄은 몸에 흡수

되는 비율이 높기 때문에 음식으로 섭취하는 양보다 적은 양으로도 충분하다.

현대인들은 만성적인 미네랄 결핍증에 시달리고 있다고 봐야 한다. 몸에 꼭 필요한 미네랄이 결핍될 때 여러 질환이 생기는 것이다. 그 중에는 미네랄만 적절히 보충해줘도 치유되는 병도 있다. 이런 점을 두고 볼 때 우리가 상시 음용하는 물에 미네랄 성분이 들어 있으면 일거양득이 될 것이다.

☞ 약산성의 물을 오랫동안 음용해도 되는가?

한국생명공학연구원 이대실 책임연구원은 "좋은 물은 중금속, 오염 물질 등의 유해 성분이 없고 미네랄(칼슘, 칼륨, 마그네슘, 나트륨)이 적당량 함유되어 있으며, 8~14℃일 때 청량감을 주는 물이 맛있는 물의 조건인 반면, 약산성(pH5.8 이하)의 물은, 계속하여 음용 시 뇌졸중 발병률이 높아지므로 건강에 해롭다"고 지적했다.

우리가 늙어간다는 의미는 우리 몸이 점차 산성화 되고 있다는 뜻이다. 즉, 죽음은 산성화의 결정판이라 할 수 있다. 때문에 좀 더 오래 살기 위해서는 산성화 과정을 지연시키는 것뿐이다. 산성에 산성을 더해버리는 것이 과연 몸에 이롭겠는가?

또한 경도가 지나치게 낮은 물은 심장 혈관 계통의 질환 발병률을 높인다고 보고되고 있다. 따라서 어떤 이유가 됐건 약산성의 물을 장복하는 것은 바람직하지 않다고 보는 것이 옳다.

☞ 이온수기와 정수기는 무엇이 다른가?

이온수기는 정확히 말해 의료용 물질을 생성하는 의료기기지 정수기가 아니다. 정수기와 이온수기는 관리주체부터 다르다. 현재 정수기는 환경부가, 이온수기는 식품의약품안전청이 관리하고 있다. 때문에 pH기준도 다르게 관리되고 있다. 정수기는 대중을 상대로 하기 때문에 먹는 물에 적합한 물을 생성하는 반면, 이온수기는 특정인(위장질환자)들을 대상으로 하고 있기 때문에 pH9.2~9.8의 강알칼리를 생성하는 것이다.

특히 이온수기의 경우는 강알칼리를 생성하는 것 때문에 정수기가 아닌 의료기기로 관리되고 있다. 그러나 식약처가 이를 제대로 관리하고 있지 않아 많은 이온수기들이 pH9.2 이하의 물이 생성되는 조절기를 부착(엄격히 따지면 위법)해 마치 정수기처럼 판매하고 있는 것이다.

pH9.2 이상의 강알칼리는 위장에 아무런 문제가 없는 정상인이 음용하면 오히려 해악을 끼칠 수 있으니 조심해야 한다.

☞ 알칼리수라고 부르는 물은 강알칼리수를 말하는가, 아니면 약알칼리수를 말하는가?

보통 알칼리수는 강알칼리와 약알칼리수를 통칭해 부르고 있다. 그러나 이를 정확히 세분해 보면 우리가 일상적으로 음용할 수 있는 물은 약알칼리수(pH7~8.5)이다. 강알칼리수(pH9.2~9.8)는 일반인이나 노약자 등이 상용하면 오히려 건강을 해칠 수 있다. 강알칼리수는 식약처가 알칼리 이온수기에 적용해 특별히 관리하고 있는 것이 이를 입증하고 있다. 강알칼리수를 정상인이 마신다는 것은 양잿물에 버금가는 물을 마시는 것이나 다름없다고 보면 된다. 따라서 알칼리수를 말할 때 pH기준으로 약알칼리수와 강알칼리수를 혼동해서는 안될 것이다.

☞ 전해환원수는 어떤 물을 말하는 것인가?

'수소가 풍부한 알칼리수'는 환원력이 뛰어난데, 이를 '전해환원수'라고 말한다. 또 '전해환원수'는 일반적으로 '알칼리 이온수'라고 불리고도 있는데 이는 명백히 다르다고 봐야한다.

'전해환원수'란 환원력을 갖는 활성수소를 풍부하게 함유한 물로서, 그 결과 각종 활성산소를 제거하는 힘을 가진 물이란 의미에서 의도적으로 알칼리 이온수와 구별해서 사용하고 있다.

알칼리 이온수는 단순히 이온을 함유한 알칼리싱 물이다. 그러나 전해환원수의 경우 그것이 알칼리성이라는 점이 중요한 것은 아니다. 실제로 알카리성의 전해환원수를 중화한 후에 여러 가지 실험을 해보면 중화되더라도 환원력은 그대로였다. 중요한 것은 몸속의 과잉된 활성산소를 제거하는 환원력을 '가지고 있느냐, 아니냐'하는 것이다. 그러나 '전해환원수'이면서 누구나 음용이 가능한 약알칼리수라면 더욱 좋을 것이다.

모든 물이 pH7.0인 중성과 알칼리수, 산성수로 나뉘는데 산성수는 당연히 안 먹어야 하는 물이고, 약알칼리까지 나쁘다면 먹을 물이 없을 것이다. 즉 마시는 물로는 약알칼리수이고, 강알칼리수는 많이 마시면 몸에 좋지 않다고 말하는 것이 정확한 표현이다.

☞ 활성산소와 활성수소는 어떤 물질인가?

활성산소는 영양분을 태워 에너지를 만들어 내는 과정에서 필연적으로 생성되는 높은 활성을 가진 산소라고 보면 된다. 보통의 산소는 살아가는데 필수의 요소지만 이 과정에서 생기는 활성산소는 격렬한 반응성을 가지고 있어서 낮은 온도에서도 갖가지 물질과 결합해 산화시켜 버린다.

활성산소는 호흡을 통해 유입된 산소의 양 가운데 약 2~3%정도가 자연적으로 생긴다. 활성산소는 강력한 산화력이 있는데 우군이든 적군이든 가리지 않고 마구 공격하는 성질이 있다. 이 반응은 우리 몸에 있어서 필수불가결한 존재이다.

우리 몸은 어떤 의미에서 영양 덩어리와 같아 조금만 방심해도 세균이나 바이러스의 먹이가 되어버리기 일쑤이다.

이를 방지하고 있는 것이 면역계의 세포군으로 활성산소를 무기로 하여 세균이나 바이러스를 제거하고 체내에서 불필요해진 세포나 물질을 활성산소를 이용하여 분해해 준다.

활성산소는 원래 우리 몸의 면역체계를 담당하는 파수꾼 역할을 한다. 그러나 활성산소가 과잉 발생하게 되면 유전자나, 세포막, 단백질 등을 손상시켜 장애를 일으키고 나아가서는 여러 질병의 원인이 되기도 한다. 즉 활성산소가 세균이나 바이러스를 공격하면 면역체계의 선봉장 역할을 하는 것이지만, 정상세포를 공격하게 되면 암이나 각종 질병을 유발하는 천덕꾸러기가 되는 것이다. 따라서 적정량의 활성산소는 필요하지만 과도한 활성산소는 몸에 해를 끼치는 것이다.

활성수소는 활성산소와는 반대로 산화하지 않으며, 활성산소와 결합해 인체에 무해한 물로 만들어준다($H_2O \rightarrow 2H+O, H+OH+(H_2O_2) \rightarrow H_2O+H_2O$).

몸 안에 남아있는 활성산소는 주변세포와 유전자를 손상시킴으로써 노화와 질병의 원인을 만든다. 그러나 이때 활성수소를 투여하면 활성산소와 반응해 안전하고 해가 없는 물이 되어 몸 밖으로 배출되는 것이다.

우리 몸은 체내 에너지 물질을 연소시키기 위해서 산소가 꼭 필요하다. 호흡으로 들어온 산소를 이용해 음식물에서 얻은 에너지 물질을 연소시켜 생명을 유지하고 있기 때문이다.

이 물질을 태우는 과정에서 ATP라고 하는 물질이 만들어지는데, 이를 사용해서 물질을 만들거나 운반해 음식물을 분해한다. 그러나 에너지 생성과정 중 전자전달회로에서 산소의 역할은 전자를 받아주는 역할을 한다. 즉 전자를 받은 산소가 바로 활성산소가 되는 것이다. 따지고 보면 인간은 언젠가는 죽어야 하는 메카니즘을 실행하는 것이 활성산소이다.

과도한 활성산소를 제거하기 위해 우리 몸에는 수퍼옥사이드 디스뮤타제(SOD), 카타라제, 퍼옥시다제 등의 효소들이 있다.

젊을 때는 이런 효소들이 제 역할을 하여 세포가 산화(노화) 되지 않지만 나이가 들면 효소활동이 약화돼 활성산소를 전부 제거하지 못하게 되는데 이것이 노화현상이다. 그리고 활동이 둔해진 효소 대신에 세포나 내장에 쌓인 산소나 노폐물을 제거할 수 있는 물질이 바로 활성수소이다. 이런 활성수소는 전기분해 정수기에서 나오는 알칼리수에 많이 들어 있다.

☞ 활성산소가 우리 몸의 혈관에는 어떤 영향을 끼치나?

인간의 건강한 혈액은 pH7.35~7.45 정도의 약알칼리성이다. 혈관의 총길이는 약 12만Km이며 지구 둘레의 3배 정도이다. 혈액이 한번 순환하는 데는 건강한 사람의 경우 약 12~14초가 걸린다.

인간이 살아가면서 산소를 이용해 탄산가스를 만들어 내는데 이 과정에서 필수적으로 진행되는 것이 혈액의 산성화 과정이다. 혈액이 산성화되면 인간은 죽게 된다.

어린아이의 혈액은 맑은 빨간색을 띄지만 나이가 들면서 산성화 과정 때문에 혈액이 혼탁해지고 검붉은 색을 띤다. 이러한 산성화 과정을 막기 위해 체내에서는 자동적으로 예비 알칼리 물질이 생성된다.

예비 알칼리 물질은 혈액이 산성화되면 알칼리 물질로 작용해 혈액을 중화시켜 약알칼리로 유지하도록 작용하는 일을 한다. 그러나 이 예비 알칼리 물질은 성장기에는 왕성하게 생성이 되나 성장이 멈추면 서서히 줄어들어 40대 이상이 되면 생산이 멈추게 된다. 그러면 인간의 혈액은 급격히 산성화돼 결국 죽을 수밖에 없다. 이를 방지하기위해 예비 알칼리 물질대신 사용되는 것이 칼슘이다. 이 칼슘은 주로 뼈 속에 들어 있다. 칼슘 역시 성장기에는 흡수가 잘되나 성장이 멈추면 흡수가 잘되지 않는다.

비타민 B3를 복용하면 흡수력은 약간 높아질 수 있다. 그러나 혈액산성화를 막아주고 신진 대사 작용에 필요한 만큼은 되지 못한다. 따라서 부족한 부분은 뼈 속에서 꺼내어 사용할 수밖에 없고 계속되는 칼슘 부족 현상은 골다공증을 가져올 수밖에 없다.

더 큰 문제는 산성화를 방지하기위해 칼슘에 의해 만들어지는 중화된 물질은 혈관 벽에 달라붙어 혈관 벽을 딱딱하게 하고 혈관을 좁게 만들 뿐만 아니라 혈관에 남아 혈액의 점도를 상승시켜 끈적끈적하게하고 혈액의 속도를 느리게 한다.

이렇게 중화된 물질이 한곳에 모이면 이를 어혈 또는 혈전이라고 한다. 중화된 물질은 혈관 벽에 달라붙고 그 위에 과산화지질, 즉 포화지방이 달라붙고 그 위에 단백질 특히 콜레스테롤이 달라붙으므로 혈관벽을 딱딱하게하고 혈관을 좁게 만드는 것이다.

이렇게 되면 혈관은 압박을 느껴 고혈압 증상을 나타내게 된다. 심한 경우는 말초의 모세혈관 자체를 막히게 하여 혈액이 전혀 못가는 경우도 생길 수 있다. 그 경우 그 부분부터 썩어 들어가는 괴

사현상이 생긴다. 당뇨환자가 발을 자르는 경우가 바로 이러한 현상 때문이다.

이러한 끈끈한 혈액과 좁아진 혈관벽은 심장, 간, 신장, 췌장, 폐 등 모든 기관에 영양부족과 산소부족 현상을 가져오고, 이 현상이 장기화되면 각 기관의 기능저하와 기능상실을 가져오게 된다. 이를 성인병 또는 대사성 질환이라 한다.

즉 현대인의 건강은 활성산소와의 싸움에 달렸다고 해도 과언이 아니다. 몸의 면역을 떨어뜨리는 주요 원인인 활성산소에 대해서는 최근 다양한 연구와 함께 문제성이 강조되고 있다.

☞ 알칼리수는 어디에서 얻을 수 있는가?

약알칼리수는 수돗물, 일반 생수, 자연 상태의 흐르는 물, 정수기에서 정수한 물 등 다양한 방법으로 구할 수 있다. 그런데 이 중에 수돗물은 그냥 먹기에는 약간 불안하고, 일반 생수를 사 마시는데 생수는 번거롭기도 하지만 특히 금전적 부담이 상당하다. 그렇다고 멀리 산골짜기에 흐르는 물을 매일 떠다 마실 수 있는 상황도 아니다. 그래서 우리가 가장 손쉽게 구하는 방법으로 생각할 수 있는 것이 정수기를 이용한 방법이다.

정수기라면 어느 정수기일까?

국내에서 판매되는 정수기는 여러 가지 방식이 있다. 크게 분류하면 역삼투압 방식, 중공사막 방식, 전기분해 방식, 압축 활성탄 방식으로 보면 된다. 이중 역삼투압 방식은 산성수를 생산하며, 중공사막 방식, 전기분해 방식, 압축 활성탄 방식에서 약알칼리수가 만들어 진다. 따라서 정수기를 이용해 약알칼리수를 마시려면 중공사막 방식, 전기분해 방식, 압축 활성탄 방식에서 고르면 된다.

　여기서 주의할 점은 최근에 전기분해 이온수기가 범람하면서 마치 약알칼리수를 생산하는 것처럼 홍보하고 있는데 이는 위법이다. 즉 전기분해 이온수기는 pH9.2~9.8(pH9.5±0.3)의 물이 나오는데 이정도의 pH는 강알칼리로 위장 질환자들이 음용하는 용도로 허가된 것(의료기기)이지, 일반인들이 음용하도록 허가(정수기)된 것은 아니다.

　또 상당수 전기분해 이온수기들이 pH8.5 이하의 물이 생산되도록 허가 사항 이외의 장치를 한 것을 볼 수 있는데 이는 불법일 뿐만 아니라, 만약 어린아이들이나 이를 모르는 사람들이 잘못 작동해 강알칼리수를 약알칼리수로 모르고 복용하면 한두 번은 몰라도 횟수가 잦아지면 몸에 해약을 끼치게 된다.

☞ 물로 질병을 치유할 수 있는가?

　여기에 대해서는 여전히 논란이 많다. 일부 학자들은 좋은 물을 마시면 다양한 질병치유에 도움이 될 뿐만 아니라, 실제 치유사례가 많이 있다고 한다. 반면 반대 주장을 하는 학자들은 물은 물일 뿐이라고 강변한다.

　물론 이런 논란을 잠재우기 위해서는 정확한 임상을 해보는 수밖에 없겠지만 상당한 영향을 미치는 것은 사실인 것 같다.

글을 마치며

도대체 정부는 왜 있는 것인지 모르겠다. 분명히 우리 헌법에는 '국민의 생명'과 안전 보호를 위한 국가의 역할들이 여러 곳에서 강조되고 있다.

즉 헌법은 국가에게 인간의 존엄성과 생명권 등 국민의 기본적 인권을 보장하고 재해를 예방하며, 위험으로부터 국민을 보호할 의무를 부과하고 있는 것이다. 그러나 '역삼투압방식 정수기의 해악'과 관련한 국민건강 피해는 모든 정부가 외면하고 있다. 이 문제가 벌써 20년 넘게 도마 위에 올랐지만 정부나 정치권은 강 건너 불구경이다. 시민단체도, 언론도 입에 재갈을 물고 섰다.

수많은 의·과학 전문가들이 방송과 신문지상을 통해 역삼투압 방식 정수기의 문제점을 지적했고 과학적으로 밝혀냈다. 또 이러한 정수기를 사용함으로써 나타날 수 있는 각종 질병까지 적나라하게 밝혔다.

의·과학 전문가들이 지적하고 있는 질병들은 단순한 것들이 아니다. 미네랄 부족으로 산도가 낮아진 역삼투압 방식의 정수기 물을 장복하면 심혈관 질환, 암, 뇌졸중, 심장병 등이 걸릴 확률이 몇 배 높아진다고 경고하고 있다. 더욱이 1980년대 역삼투압 방식의 정수기가 공급된 이후부터 국내 암 발병률이 급상승했다는 지적까지 나왔다(리뷰즈엔코멘터리=물의 유해성과 심혈관 질환).

물론 대통령이나 정치인들이 물에 대한 지식이 없어 관심이 없을 수도 있다. 하지만 이러한 정수기 관련 부처인 환경부, 보건복지부, 식품의약품안전처, 질병관리본부 등은 절대 외면해서는 안 된다. 이들 부처들은 국민의 혈세를 통해 다양한 실태조사들을 진행하고 있다. 특히 국민건강을 책임지고 있는 복지부 등은 '국민건강영양조사'등 국민건강과 직결된 문제해결에 누구보다 앞장서야 할 부처들이다.

역삼투압 방식의 정수기 물 장복 시 나타나는 심혈관 질환, 암, 뇌졸중, 심장병 등의 질병은 건강보험 재정과도 직결돼 있다. 이러한 질병들을 줄이거나 예방하는 하는 것도 이들 부처들의 몫이다.

문제는 정부나 정치권의 무관심이 갈수록 국민건강을 더 망치는데 일조하고 있다는 사실이다. 현재 국내 정수기 시장은 역삼투압 방식의 정수기가 시장 점유율 70~80를 차지하고 있다. TV만 틀면 매일 같이 접하는 정수기 광고가 '코웨이' '청호나이스' 'LG전자'로 이들 기업의 정수기가 바로 역삼투압 방식이다.

이들의 광고 수준도 치명적이다. 역삼투압 방식의 정수기 물을 절대 마셔서는 안 되는 임산부, 어린아이들을 광고에 끌어들이는 것도 모자라 대국민 캠페인까지 펼친다. 안하무인격이요, 국민건강은 안중에도 없다.

이 정도면 다행이나 청호나이스 같은 경우는 지난 2015년 5월 18일 오전 첫 방송된 MBC 새 아침드라마 '이브의 사랑'(극본 고은경, 연출 이계준)에서 드러내 놓고 국민을 기만하고 있다. 간접광고 방식을 띠고 있는 이 드라마에서는 출연자가 청호나이스 물을 치켜올리는 것도 모자라 정수기를 사용하는 것이 더 효율적이라는 식으로 유도하는 장면들이 나온다. 역삼투압 방식의 정수기 해악성을 알고 있는 사람들이 보면 얼굴이 화끈거릴 정도다.

한술 더 떠 드라마에 나오는 회사 이름까지 청호나이스다. 아예 드러내 놓고 광고를 하고 있는 것이다. 정도가 지나쳐도 너무 지나치다. 이는 반드시 규제해야 한다.

이렇듯 정수기 문제와 관련해서는 손을 놓고 있는 정부나, 지자체, 정치권, 시민단체, 언론들이 '메르스'와 관련해서는 나라를 발칵 뒤집었다. 이율배반적이다. 그렇게도 국민건강을 위한다는 사람들이 왜 침묵의 살인병기처럼 서서히 국민건강을 허물어 버리는 역삼투압 방식의 정수기와 관련한 해악성에 대해서는 함구하고 있는가 말이다.

복지부와 환경부는 당장 실태조사를 통해 그 심각성을 국민에게 알려야 한다. 정치권 또한 국정감사를 통해 이 문제에 종지부를 찍어야 한다. 특히 박근혜 대통령이 이 문제의 심각성을 알고 국민건강이 더 이상 망가지지 않도록 주무부처에 특단의 대책을 지시해야 한다.

필자는 이 문제와 관련 20여년 넘게 호소하고 있다. 그동안 많은 관련 보도와 책을 통해 국민들에게 위험성을 알려왔다. 지금도 이 일에 계속 매달리고 있다. '위험한 물장난'과 '역삼투압정수기가 사람잡는다'에 이어 이번에 또 다시 '침묵의 암살자 역삼투압 정수기'를 발간했다. 여기에 지난 2012년 4월27일 '워터시크릿-미네랄의 역설'이라는 프로그램을 통해 역삼투압정수기의 문제점을 적나라하게 고발했던 울산MBC 박치현 국장이 최근 '역삼투압 정수기를 고발합니다'라는 책을 발간했다. 이 책에도 역삼투압 방식 정수기의 문제점들이 적나라하게 고발돼 있다.

여기서 중요한 것 한 가지, 정수기 회사들은 조금이라도 자기 회사에 해가 되는 일이 있으면 죽기 살기로 소송을 한다. 대기업이고 중소기업이고 가리지 않고 막강한 자금력으로 서로 고소 고발전을 벌인다.

이 책의 앞부분에서도 밝혔듯이 디자인을 모방했다고, 허위 비방이라고, 조금이라도 거슬리면 법정으로 달려간다. 물론 언론을 통한 비방전도 병행한다. 그런데 희안한 것은 필자가 쓴 책들 '위험한 물장난' 과 '역삼투압정수기가 사람잡는다', 그리고 MBC 박치현 국장이 최근 펴낸 '역삼투압 정수기를 고발합니다' 등 책에 대해서는 일언반구 말이 없다. '고소'의 '고'자도 나오지 않는다. 이 책들의 내용 중에서 어느 것 한 가지라도 틀린 것이 있었다면 책에 대해서 '판매금지 가처분'을 걸거나 필자들을 고소했어야 한다. 그런데 고소는커녕 항의 전화도 없다. 방송에 대해서도 마찬가지다. '2580의 고발프로'나 '황금알'이나 '미네랄의 역습'에서 역삼투압 정수기의 문제점을 얘기해도 일절 입도 뻥긋 하지 않는다. 다만 언론사에 대해서는 조용히 광고 물량을 늘릴 뿐이다.

그들은 스스로 알고 있는 것이다. 역삼투압 정수기의 진실을……. 때문에 괜히 건드려 일을 크게 만들면 만들수록 불리하다는 것을 알고 그저 바람이 지나가기만을 숨죽이고 기다리는 것이다. 그러나 필자는 이 바람을 멈출 생각이 없다. 그래서 다시 책을 쓰는 것이다. 사실 국민건강을 지키는 중차대한 일을 필자가 할 일은 아니다. 당연히 국민건강과 직결된 문제니 정부가 해야 한다. 하지만 정부가 손을 놓고 있으니 필자로서는 이 전쟁을 끝낼 수 없는 것이다.

다행히 그동안의 노력으로 의학자, 과학자. 법조인, 언론인 등 뜻 있는 사람들이 마음을 모아 시민단체를 결성하는 쾌거를 이뤄냈다. '역삼투압정수기추방 시민운동연합'으로 출발한 이 단체는 앞으로 다양한 활동을 통해 이 땅에 역삼투압 방식의 정수기가 사라지도록 하는데 앞장 설 것이다.

바라건데 '코웨이', '청호나이스', 'LG전자' 등은 국민건강을 조금이라도 염려한다면 스스로 역삼투압 방식의 정수기를 철수하기를 촉구한다.

최근 경제협력개발기구(OECD)에서 발표한 정부에 대한 신뢰도에서 우리나라는 34%로 조사 대상 40개국 가운데 26위에 머물렀다. 정부를 믿지 않는 국민이 10명 가운데 7명 정도 되는 셈이다. 국민이 정부를 믿지 않는 것은 민주주의가 퇴보하고 있음을 나타내는 바로미터다. 제발 정부가 이제라도 정신 차려 이 문제를 메르스보다 더 심각하게 받아들여 무방비로 노출된 국민건강을 지켜주기를 당부한다.

끝으로 고발서를 내기위해 누구보다 마음고생이 심했던 서영출판사 대표 및 편집팀에게 깊은 감사를 드린다.

2015년 여름

손상대